U0343712

先天性中外耳畸形

邹艺辉　杨仕明　著

著作助理　王青森　汤丽川
制　　图　杨贵舫
作者单位　解放军总医院耳鼻咽喉头颈外科

人民卫生出版社

图书在版编目（CIP）数据

先天性中外耳畸形 / 邹艺辉，杨仕明著 . —北京：人民卫生出版社，2018

ISBN 978-7-117-27132-5

Ⅰ. ①先… Ⅱ. ①邹…②杨… Ⅲ. ①中耳 – 畸形 – 研究 ②外耳 – 畸形 – 研究 Ⅳ. ①R764.7

中国版本图书馆 CIP 数据核字（2018）第 174872 号

| 人卫智网 | www.ipmph.com | 医学教育、学术、考试、健康，购书智慧智能综合服务平台 |
| 人卫官网 | www.pmph.com | 人卫官方资讯发布平台 |

先天性中外耳畸形

著　　者：邹艺辉　杨仕明
出版发行：人民卫生出版社（中继线 010-59780011）
地　　址：北京市朝阳区潘家园南里 19 号
邮　　编：100021
E - mail：pmph @ pmph.com
购书热线：010-59787592　010-59787584　010-65264830
印　　刷：北京画中画印刷有限公司
经　　销：新华书店
开　　本：787×1092　1/16　印张：12
字　　数：292 千字
版　　次：2018 年 8 月第 1 版　2018 年 8 月第 1 版第 1 次印刷
标准书号：ISBN 978-7-117-27132-5
定　　价：109.00 元

打击盗版举报电话：010-59787491　E-mail：WQ @ pmph.com
（凡属印装质量问题请与本社市场营销中心联系退换）

作者简介

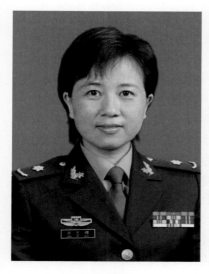

邹艺辉

毕业于第三军医大学6年制本科,现任解放军总医院(301医院)耳鼻咽喉头颈外科主任医师,医学博士,副教授,研究生导师,北京大学EMBA。

是国内目前唯一同时具有耳科(硕士,301)+整形外科(博士,协和)+耳胚胎发育研究(RIKEN,日本)背景的专家。美国House Clinic访学交流。现已主攻先天性耳畸形24年,开设专病门诊,已完成专病手术1200余例次,接诊4万余人次,个人网站点击率超120万人次。获国家专利7项,国际专利(PCT)1项,转化成果2项。以负责人承担国家自然基金专项基金、成果转化基金等课题5项,在国内外期刊发表论著50余篇,发表专刊2辑,著作专著1部,参编专著5部。获军队医疗成果二等奖1项,出版光盘2套。

耳科与整形外科、耳胚胎发育技术整合,可同时为先天性中外耳畸形患者解决外观和各种听力问题(包括外耳道再造与听力重建、骨导助听器、BAHA、声桥、骨桥、耳蜗等),提出了个性化序列治疗理念,进行精准听力方案与外观解决方案的制定,从耳胚胎发育角度研究畸形产生机制。总结、制定了诊治规范化流程,提出了再造耳廓效果评定标准,改进创新了外耳道再造技术,推广引进助听装置技术。建立发育生物学实验室,采用动物模拟各种耳畸形发生,并以实验中发现的耳发育密切相关基因作为候选基因,在临床进行基因筛查,探索发病机制,以期精准预防。部分结果已在国际、国内会议上多次报告,居国内外先进水平。

担任中国教育网络电视台健康台专家委员会主任委员、四川省残疾人福利基金会小耳畸形公益援助项目特聘专家顾问、中国研究型医院学会听觉医学专业委员会委员、中华耳科学杂志编委、*Laryngology*审稿人。

作者简介

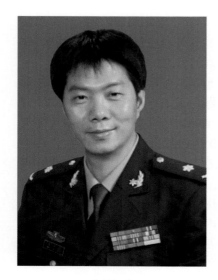

杨仕明

主任医师,教授,博导,博士后导师,国家973计划首席科学家。现任解放军总医院耳鼻咽喉头颈外科主任,国家重点学科带头人,全军、北京市及国家教育部重点实验室主任,全军耳鼻咽喉头颈外科专业委员会主任委员,中华医学会耳鼻咽喉头颈外科分会秘书长,中国研究型医院学会耳鼻咽喉头颈分会主任委员,北京医师协会耳鼻咽喉专科分会会长,《中华耳科学杂志》和《Journal of Otology》杂志社社长兼总编辑。长期致力于攻克耳聋诊治世界难题,建成国内最大的听觉植入中心,在耳聋基因治疗、干细胞研究上取得多项突破。主持完成国家863、973计划等国家、军队重大重点项目15项。共获科技奖8项,其中国家科技进步二等奖2项、军队和省部级一等奖2项、二等奖4项。发表论文461篇,其中SCI论文92篇,单篇最高影响因子29.5分(Nature Genetics)。论著关键数据被Nature、Science、Nature Genetics、Nature Reviews Drug Discovery等引用。主编参编书著10余部。2015年入选"科技北京百名领军人才"和"国家百千万人才工程",被授予国家"有突出贡献中青年专家"等荣誉称号。2016年荣立二等功。2017年获"中国医学科学家奖"荣誉称号,入选首届"国之名医"。享受国务院特殊津贴。

　　耳分内、中、外耳三部分，在临床上通常可见中、外耳畸形同时发生，而内耳畸形常单独发生，从耳胚胎发育看是因起源不同所致。本书专注于先天性中外耳畸形，主要表现为小耳畸形、外耳道狭窄或闭锁及中耳畸形，即外观畸形和听力障碍。所以，治疗涉及改善外观和听力，即整形外科和耳科，均属高难度手术，方法多种多样，改善外观和听力方式各自如何选择、顺序怎样安排，即序列手术方案的制定，对最终整体效果具有决定性意义。

　　目前国内现状是耳科与整形外科分离，甚至在不同医院，彼此合作不多，而患者及家属非专业，通常根据就诊时的需求来决定先找整形医生还是耳科医生，具有随机性，常有整体效果欠佳、后续手术无法进行，甚至产生无法弥补的后果。

　　所以，对先天性中外耳畸形序列治疗方案的制定必须有整形外科和耳科的技术整合，最佳方式是由同一位医生完成，其次是由耳科医生与整形外科医生协作完成，这样既能达到最佳效果，又能减少手术次数。我们的特色是耳科、整形外科与胚胎发育技术的整合，形成了同时解决外观与听力问题，并且临床与基础研究相结合的特色专科。

　　本专著的特色是原创性，包括作者的理念、临床与科研工作总结、新的策略与方法、技术创新与改进及专利产品的应用，并结合临床与研究工作及文献综述，对先天性中外耳畸形的流行病学、胚胎发育、发病机制、临床表现及防治做了全面的阐述。原创性工作主要包括：制定标准化诊治流程，提出个性化序列治疗理念与方案的选择原则，提出小耳畸形与外耳道闭锁分级标准、再造耳廓的效果评定标准，总结确定耳廓再造的最佳手术时机，提出防止再造耳道再狭窄与闭锁新的策略与方法，手术方法与器械的创新和改进（专利），以及耳胚胎发育研究和基于耳胚胎发育研究的临床应用等，希望为先天性中外耳畸形患者的诊治提供参考。

　　为利于撰写脉络清楚、读者易于理解，本书以作者制定的标准化诊治流程为线索，对相关内容逐步展开论述。总结临床经验，病例丰富。对正常人耳解剖与功能部分主要涉及与本病诊断、治疗相关的内容，包括与手术密切相关的颞骨解剖、面神经解剖、听力学检查与分析、颞骨 CT 以及手术步骤，对《实用耳鼻咽喉科学》（黄选兆，汪吉宝主编. 北京：人民卫生出版社，1998）、《手术学全集耳鼻咽喉科卷》（姜泗长主编，北京：人民军医出版社 .1994）和《整形外科学》（王炜主编，杭州：浙江科学技术出版社，1999）等教科书中已经详细描述的部分，在此不再赘述。

　　本书适用于耳鼻咽喉科、耳整形外科专业医生、护理人员，也可作为患者及家属的就医指南和科普读物。但因经验、编写时间有限，不足之处在所难免，希望得到同行和读者们的批评指正。

邹艺辉　杨仕明

2018.3.17

目　　录

第三篇　听力解决方法

第四篇　序列治疗方案的选择

第五篇　I~III期手术相关内容

第六篇　耳胚胎发育与基因研究

第一篇

总　论

第一章

先天性中外耳畸形标准化诊治流程

先天性中外耳畸形常同时发生,表现为小耳畸形、外耳道闭锁或狭窄及中耳畸形,即外观畸形和听力障碍两个方面,所以治疗也包括改善外观和听力、涉及整形外科和耳科。改善外观和听力分别有多种解决方法,每位患者具体选择哪一种?整形手术与听力手术顺序怎么安排?何时开始手术?最佳手术年龄是何时?实际上是一个序列治疗方案或整体解决方案的选择,而非随机安排。

国内目前状况是耳科与整形外科分离,甚至在不同医院,彼此合作不多,而患者及家属非专业,通常根据就诊时的需求来决定先找整形医生还是耳科医生,具有随机性。所以,常有整体效果欠佳、甚至后续手术无法进行或产生无法弥补的后果。

作者在长达 24 年对先天性中外耳畸形患者的诊治过程中,根据经验和体会,总结制定了标准化诊治流程(图 1-1-1),提出"个性化、序列治疗"理念,根据不同患者、不同类型的差异,设计个性化序列治疗方案。在临床实践中无论对医生还是患者均具有特别的指导意义,使医生从接诊患者、安排检查到结果分析、个性化序列治疗方案的选择与执行,思路清晰,为患者合理安排诊治时间,用最短的时间、最少的花费、达到最佳的效果。

当一位先天性耳畸形的患者坐在接诊医生面前时,①通过外观可以判定有无小耳畸形、耳道闭锁或狭窄,收集外观照片,作为以后手术对照及流行病学统计资料;②通过交流和听力检查判定听力状况;③颞骨 CT 平扫了解内中外耳及面神经发育情况。综合上述检查结果,评估患者畸形程度和耳聋程度,选择个性化序列治疗方案。同时,收集血样提取 DNA,建立基因标本库,并进行相关基因筛查,以期为致病基因的寻找和本病的预防奠定基础。作者针对本病的工作主要集中为三部分:改善外观、听力重建及畸形机制研究与预防。本书为叙述条理清楚,以先天性中外耳畸形标准化诊治流程图为线索,逐步展开。

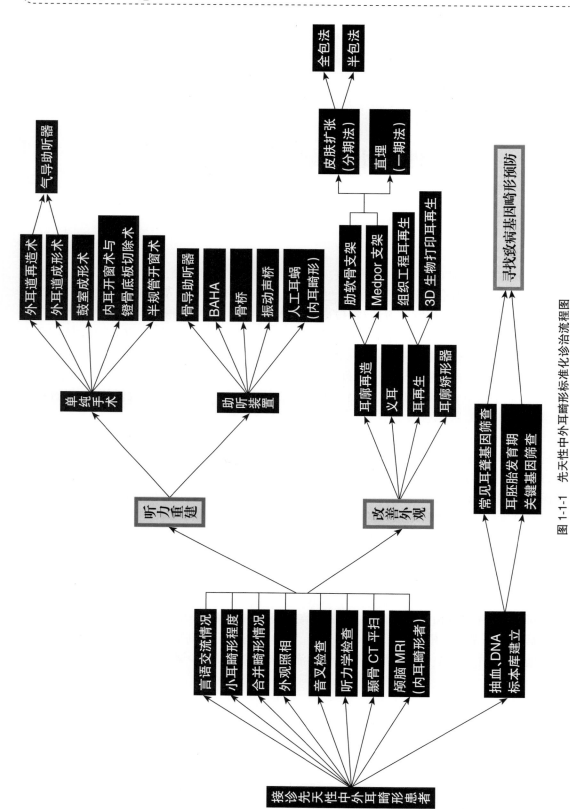

图 1-1-1 先天性中外耳畸形标准化诊治流程图

第二章

正常人耳结构与功能

为了能理解后述的手术步骤及手术方案的选择,首先了解正常人耳结构与功能及相关听力学(详见第一篇第七章)与影像学检查(详见第一篇第八章)是很有必要的,面神经解剖与中耳手术密切相关,单独列出。在《实用耳鼻咽喉科学》(黄选兆,汪吉宝主编,北京:人民卫生出版社,1998)中有详细介绍的内容,本书不再赘述,仅就与本书密切相关的内容及行医体会和经验进行阐述。

一、正常人耳结构

人耳分外耳、中耳、内耳三部分(图 1-2-1)。

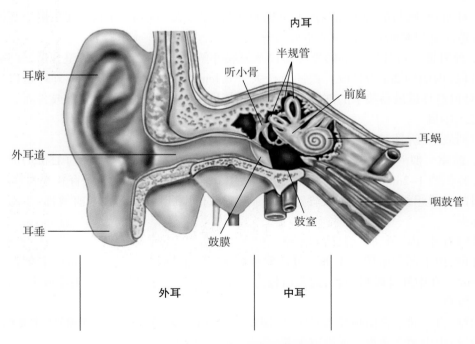

图 1-2-1 正常人耳结构示意图

（一）外耳

包括耳廓和外耳道，外耳道内侧端与鼓膜相连。

1. 耳廓 结构很多，与再造耳廓形态相关的主要有耳垂、耳轮、对耳轮、三角窝、舟状窝、耳甲腔、耳屏等，这些结构决定了耳廓形态的逼真性。

三维超声最早在孕 11^{+5} 周时可显示胎儿耳廓，随胎龄逐渐增大，至 33 周时定型。戚可名等对不同年龄段 1057 名国人耳廓的测量，结果显示耳廓终生都在生长，耳长更明显，摘录不同年龄段平均耳长和耳上幅宽及与成人（>20 岁）比率见表 1-2-1。在 8~12 岁时耳长与耳宽达成年（>20 岁）90% 左右，13~20 岁时均为成年（>20 岁）90% 以上，这也支持我们耳廓再造最佳时间 10~15 岁（12 岁左右）的结论。

表 1-2-1 摘录戚可名等对不同年龄段平均耳长和耳上幅宽及与成人（>20 岁）比率

年龄段（平均）	耳长（cm）	与成人（>20 岁）比率	耳上幅宽（cm）	与成人（>20 岁）比率
1~7 岁	5.483	81.82%	2.828	85.88%
8~12 岁	5.867	87.55%	3.095	93.99%
13~20 岁	6.135	91.55%	3.071	93.26%
>20 岁成人	6.701	—	3.293	—

非成年期的再造耳廓具有生长性，但生长速度较正常侧慢，这与作者临床观察及报道是一致的。所以在行单侧小耳畸形的耳廓再造时，再造耳廓大小的估算要结合患者的年龄、对侧耳廓大小（耳模片）及皮下组织瓣的厚度（采用其包裹耳廓支架）来决定，这与术者的经验密切相关。

颅耳角：耳廓与颞骨表面间的夹角称颅耳角，成人大小为 45°±14°，在单侧小耳畸形的耳廓再造时是与对侧对称的一个重要参数。

2. 外耳道 自耳甲腔部的外耳道口至鼓膜外侧，全长约 2.5~3.5cm，呈 S 形，外侧约 1/3 为软骨段，内侧约 2/3 为骨段。截面直径大于 0.4cm，小于 0.4cm 为狭窄。外耳道口部软组织厚，是再造耳道最易狭窄的部位。其他部位皮下组织少，为皮肤覆盖软骨或骨面。

（二）中耳

包括鼓室、听骨、咽鼓管、乳突和鼓窦。

1. 鼓室 似一竖立的小火柴盒，腔的大小内外径约 2~6mm，上下径约 15mm，前后径约 13mm，容积约 1~2ml。作者手术病例统计中，中外耳畸形患者鼓室腔发育狭小占 94.1%，或被光滑的黏膜组织充填，疑为发育过程中未被吸收的中胚层组织，在术前颞骨 CT 易被误认为中耳炎。

鼓室有外、内、顶、底、前、后 6 个壁。

外壁：由下部的鼓膜与上部的骨性盾板组成，人的鼓膜面积约为 85mm^2，有效振动面积约 55mm^2。在中外耳畸形患者，通常盾板大而厚、鼓膜发育小、结构层次不全或未发育，鼓环通常未发育。

内壁：自上向下有面神经水平段、卵圆窗（又名前庭窗）、圆窗（又名蜗窗）等重要结构。

顶壁：由中颅窝骨板组成鼓室天盖。

底壁：隔薄层骨壁与颅底大血管相邻，包括前方颈内动脉、后方颈静脉球。

前壁:有咽鼓管鼓室口。

后壁:上方经鼓窦口与鼓窦和乳突相通,后外侧有锥隆起。

2. 听骨 位于鼓室腔(即中耳腔),包括锤骨、砧骨和镫骨3块,依次连接,通过关节形成听骨链(图1-2-2),外侧经锤骨柄末端与鼓膜相连,内侧经镫骨底板与内耳的前庭窗相连。听骨链的完整性是维持正常听力的基础,通过杠杆作用,产生扩音效应。

在先天性中外耳畸形患者,通常3块听骨都有不同程度畸形,在作者的手术病例统计中,锤砧骨块一体占62.2%,明确有镫骨发育的占47.1%,镫骨未探查的占43.7%。

人中耳内3块听骨分别为:锤骨、砧骨、镫骨(图1-2-2)。锤骨分头、颈、柄和长(前)突/短(外侧)突,锤骨柄埋于鼓膜黏膜层与纤维层之间,与鼓膜相连接。砧骨分为体、长脚与短脚,长脚末端稍膨大,称为豆状突,砧骨体与锤骨小头形成锤砧关节,长脚末端与镫骨小头形成砧镫关节。扫描电镜下观察,一生中砧骨体与短脚较稳定,但豆状突和长脚有随年龄增长而呈现明显的进行性腐损的表现。镫骨分小头、颈、前、后脚与底板,其底板嵌于前庭窗内,边缘为环形韧带包绕,与内耳外淋巴相毗邻。

各听骨借韧带固定于中耳腔内,锤骨有前、上、外侧3个韧带维持其位置,砧骨有上、后2个韧带,镫骨底板周围有环行韧带。听骨韧带在胚胎3个月末时开始发育,表现为间充质浓缩团,在4个月时,韧带原基已能被清楚地识别其长轴与听骨平行,9个月时韧带分化结束。

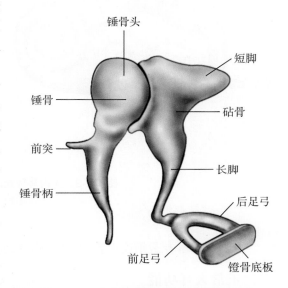

图1-2-2 人中耳听骨结构与连接示意图

(锤骨头、短脚、锤骨、砧骨、前突、长脚、锤骨柄、后足弓、前足弓、镫骨底板)

这些听骨韧带除能将听骨固定于中耳腔外,同时在外耳呈负压或中耳压力增高时能协同鼓室肌保护听骨的传声和扩音作用。

与听骨运动有关的两块肌肉:鼓膜张肌和镫骨肌,前者由三叉神经、后者由面神经支配。鼓膜张肌的收缩能够使鼓膜-锤骨复合体在外耳呈负压或中耳压力增高时保持稳定,镫骨肌收缩能使镫骨底板前缘向外跷起,从而减少内耳压力,在声刺激过大时,具有保护作用。

3. 咽鼓管 连接鼓室和鼻咽部咽口的管道,外1/3段为骨性,内2/3段为软骨性,成人长约35mm,与水平面约成40°角,小儿接近水平位。

4. 乳突和鼓窦 乳突气房初生时尚未发育,多自2岁后开始,逐渐形成许多蜂窝状小腔,6岁左右范围已较广。位于上部的气房最大,称为鼓窦,向前经鼓窦入口与上鼓室相通,向后下通乳突气房。幼儿鼓窦的位置较浅较高。内壁前部有外半规管凸及面神经管凸,后壁与颅后窝相邻,外壁为乳突皮层筛区,是乳突手术的重要标志。在作者完成的近200例先天性中外畸形患者的手术中发现,无论畸形程度如何,100%均有筛区发育。乳突气化程度,可分为4型:气化型、板障型、硬化型和混合型。

乳突与茎突之间为茎乳孔,面神经由此出颞骨。2岁以内的婴幼儿,乳突发育尚不完全,茎乳孔处无乳突作为屏障,面神经表浅,易损伤,有时仅在表层打麻醉药就能引起面瘫,因此,采用耳后切口时在此处要弧向后方,而不能垂直向下切口,以免损伤面神经。

（三）内耳

分骨迷路与膜迷路（图 1-2-3A、B），骨迷路包括 3 个半规管、前庭和耳蜗，膜迷路固定于骨迷路内，二者形状相似，但前庭部由球囊和椭圆囊两部分组成。

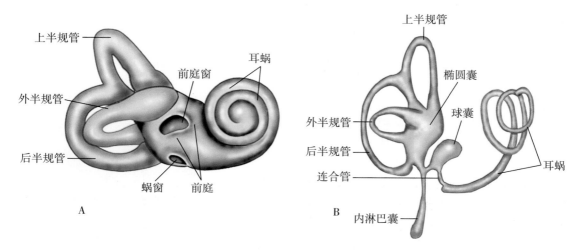

图 1-2-3 人内耳骨迷路与膜迷路结构示意图
A. 骨迷路；B. 膜迷路

因内耳非本专著阐述内容，在此不做详述。

二、正常人耳功能

外、中、内耳三部分在结构和功能上紧密衔接，完成听觉与平衡功能。

（一）听觉功能

耳廓收集声波，并对声压有约 1~3dB 增益效应，对某些特定频率声波（5.5kHz）甚至可增益约 10dB。由耳廓收集、增益的声波经外耳道传导、产生共振，增益可达 11~12dB，引起鼓膜振动，经鼓膜有效振动面积（约 $55mm^2$）与镫骨底板面积（约 $3.2mm^2$）之比 17∶1 及听骨链杠杆作用（锤骨柄与砧骨长突之比为 1.3∶1），中耳增益效率为 17×1.3=22.1 倍，约 27dB，再经前庭窗到内耳，引起外淋巴振动，经基底膜传至螺旋器毛细胞，毛细胞将机械能转化为电能，刺激听神经产生神经冲动，再传至大脑听觉中枢完成听觉传导功能（图 1-2-1）。声波传入内耳淋巴时因两种介质声阻抗不同造成约 30dB 能量衰减，中耳增益效应正好弥补了这一损失。

（二）平衡功能

人耳由内耳半规管壶腹嵴与前庭内的球囊斑和椭圆囊斑感受头部位置变动，并与视觉和本体感觉协调作用，维持身体平衡。

第三章

面神经解剖

面神经的保护是涉及乳突中耳手术中最受关注的问题,在先天性中外耳畸形患者手术中尤为重要。因为发育畸形,比正常结构和走行更难以判定,更容易受到损伤,对患者来说无异于雪上加霜,所以熟练正常解剖、熟悉常见的畸形表型是进行此类患者乳突中耳手术的前提。本专著仅就与先天性中外耳畸形手术密切相关的内容及作者自身的体会和经验进行阐述。

一、面神经纤维成分

面神经属混合性脑神经,有 4 种纤维成分(表 1-3-1)。

表 1-3-1　面神经纤维成分及其起源与支配区域

纤维成分	性质	起源	支配区域	说明
1. 特殊内脏运动纤维	运动纤维	面神经核	面肌	
2. 一般内脏运动纤维	副交感节前纤维	上泌涎核	泪腺、下颌下腺 舌下腺、鼻腭黏膜腺	
3. 特殊内脏感觉纤维	味觉纤维	膝神经节	舌前 2/3 味觉	终止于孤束核
4. 一般躯体感觉纤维	感觉纤维	耳周皮肤	耳周皮肤感觉 表情肌本体感觉	终止于三叉神经核

二、面神经走行

面神经在桥小脑角由两支组成:运动支和感觉支(中间神经),运动支是从中枢下行,感觉支从周边上行。具体走行与分支见图 1-3-1。两支在内耳门处汇合成一支,组成面神经,经内听道、迷路、膝神经节、面神经水平段、垂直段,从茎乳孔穿出颞骨,向前上方走行约1~1.5cm进入腮腺浅深两部之间,分成上下两干,再分为颞支、颧支、颊支、下颌缘支和颈支颅外段 5 支。在耳轮脚与耳屏前约 1cm 由后向前神经血管位置关系依次为:耳颞神经、颞浅静脉、颞浅动脉、面神经颞支(可有 2~3 分支)。在耳前瘘管、耳前脓肿切开引流或切除时,要保护好面神经分支,防止损伤。

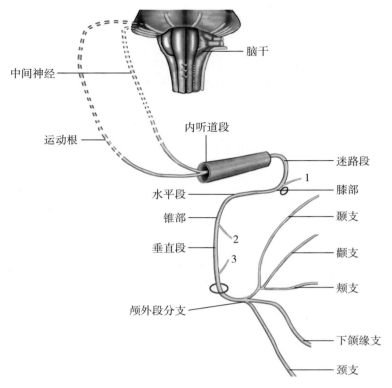

脑干

中间神经

运动根

内听道段

迷路段

膝部

水平段

锥部

垂直段

颞支

颧支

颊支

颅外段分支

下颌缘支

颈支

1

2

3

图 1-3-1 面神经走行与分段、分支示意图

分支:1.岩大浅神经;2.镫骨肌神经;3.鼓索神经

三、面神经分支

面神经在行程中主要分支有以下三支:

1.岩大浅神经 起源于上泌涎核、从膝神经节分出,属一般内脏运动纤维,支配泪腺、下颌下腺、舌下腺、鼻腭黏膜腺等区域。

2.镫骨肌神经 从面神经垂直段上部分出,属运动支,支配镫骨肌。

3.鼓索神经 经茎乳孔上方 2~6mm 加入面神经垂直段,属特殊内脏感觉纤维,支配舌前 2/3 味觉。

四、面瘫的主要表现

面瘫根据损伤的程度和部位有不同的表现,主要如下:

1.特殊内脏运动纤维损伤 上半部面肌运动障碍,表现为额纹消失、闭眼露白、抬眉功能消失;下半部面肌运动障碍,表现为鼻唇沟消失、口角偏斜、饮水时口角漏水。镫骨肌反射消失。

2.一般内脏运动纤维损伤 患侧流泪减少。

3.特殊内脏感觉纤维损伤 舌前 2/3 味觉障碍。

五、面瘫的分级

根据面瘫的程度，House 和 Brackman 分级标准见表 1-3-2。

表 1-3-2　面瘫分级标准（House 和 Brackman）（摘自参考文献 1）

损伤程度	级别	定义
正常	I	两侧对称,各区功能正常
轻度功能障碍(刚能察觉)(1°~2°)	II	仔细观察时,可以察觉到面肌轻度无力。轻轻用力时,眼能完全闭拢,用力微笑时,面部轻度不对称。刚能察觉的联带运动,无挛缩或痉挛
中度功能障碍(两侧有明显差别)(2°~3°)	III	面肌明显无力,但无损面容。可有抬眉不能,用力时眼能完全闭拢、口部运动有力,但不对称。有明显的联带运动或痉挛,面容无损
中重度功能障碍(3°)	IV	面肌明显无力,有损面容。不能抬眉,用力时眼不能完全闭拢,口部运动不对称。严重联带运动或痉挛
功能严重障碍(3°~4°)	V	闭眼不全,口角仅有轻微运动。通常无联带运动、挛缩和痉挛
完全麻痹	VI	面肌不能运动,张力消失,无联带运动、挛缩和痉挛

六、周围性面瘫与中枢性面瘫的鉴别

因为上半部面肌受双侧面神经核上段支配,下半部面肌只受对侧面神经核上段支配,所以中枢性面瘫时,上半部面肌运动存在,表现为额纹存在,闭眼、抬眉功能良好。而周围性面瘫则表现为一侧面肌全部麻痹,额纹消失,闭眼露白、抬眉功能消失、鼻唇沟消失、口角偏斜。

伴面瘫的先天性中外耳畸形的患者,主要因为在中耳发育区域的面神经发育异常,表现为周围性面瘫,一般,岩大浅神经受影响小,所以无泪液分泌异常,在作者诊治的患者中亦少有主诉味觉障碍者。

第四章

耳的胚胎发育与先天畸形

一、第一、二鳃弓（咽弓）发育

咽弓与鳃弓的差异 从进化角度来看,哺乳类的咽弓/咽裂/咽囊(pharyngeal arch/cleft/pouch),相当于鱼类的鳃弓/鳃裂/鳃囊(branchial arch/cleft/pouch),因此,在临床中两类名称常被混用,严格说来,存在进化上的差异。咽弓/咽裂/咽囊针对哺乳类,而鳃弓/鳃裂/鳃囊针对鱼类,人采用咽弓/咽裂/咽囊更准确。

人胚发育到第 22 天时,在前肠两侧形成 6 对隆起的咽弓。由后中脑、菱脑第 1~5 节(R1~R5 区)神经嵴细胞迁移形成第一、二咽弓(图 1-4-1),是中外耳的起源部位。第一对咽弓分为上颌突与下颌突两对突起,第二对咽弓又称为舌骨弓。第一、二咽弓发育异常导致第一、二咽弓综合征,引起头面部多器官结构发育异常。

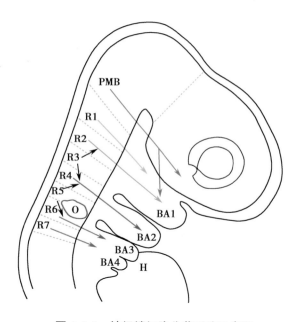

图 1-4-1 神经嵴细胞分节迁移示意图
BA1~4:第 1~4 咽弓;R1~7:菱脑第 1~7 节;PMB:后中脑;O:耳囊;H:心脏

二、咽弓、咽裂与咽囊的关系

咽弓外表面覆盖外胚层,内面披覆内胚层,中间为来自外侧中胚层、邻近体节与神经嵴的间充质。各咽弓在表层由咽裂、在深部由咽囊分隔(图 1-4-2)。每一个咽弓内含有起支撑作用的软骨、大动脉弓及脑神经。

三、中、外耳胚胎发育

1. 耳廓的胚胎发育 耳廓在第 5 周由第一、二咽弓侧缘隆起的 3 对耳廓小丘(图 1-4-1)发育而成,3 个耳廓小丘位于下颌突(第一咽弓)尾部,3 个位于舌骨弓(第二咽弓)头部,在第 7 周时开始增大、分化、融合,大约在第 12 周形成耳廓基本形态。并随着面部的发育,耳廓位置逐渐移向外侧和头部。

2. 外耳道胚胎发育　外耳道在第 6 周由第一咽裂向内逐渐凹陷,在第 26 周时达全长的 1/3,在内侧端因组织增生形成坚硬的耳栓(meatal plug),再耳道化,第一咽裂外胚层上皮紧随向内逐渐延伸,直至与从内向外扩展的中耳腔内胚层隔以薄层间充质相遇而形成完整的外耳道(图 1-4-2、图 1-4-3),完成全过程要到 9~10 岁。

作者总结临床工作发现外耳道发育可能存在另外一种方式:外耳道内、外侧段分别发育,然后连接、整合。

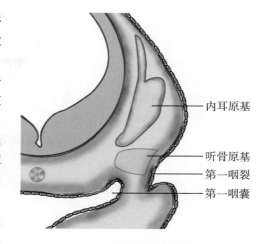

内耳原基

听骨原基
第一咽裂
第一咽囊

图 1-4-2　咽弓、咽裂与咽囊关系示意图

3. 中耳胚胎发育

(1) 听骨的发育:在头部发育成软骨的间充质来自中脑和菱脑原节迁移的神经嵴细胞,第一咽弓上颌突间充质主要来自中脑神经嵴细胞,下颌突主要来自菱脑原节第 1、2 区(R_1R_2区),第二咽弓间充质主要来自菱脑原节第 4 区(R4 区)(图 1-4-1)。所以从神经嵴细胞起源来看,3 块听骨分别来自:砧骨(中脑、上颌突),锤骨(R_1R_2 区、下颌突),镫骨(R4 区、第二咽弓)。

人胚胎发育第 7 周,在邻近中耳腔部位(实际上是扩展的咽囊),第一、二咽弓的间充质内形成 3 块听骨的软骨原基(图 1-4-3),锤、砧骨主要来自第一咽弓的 Meckel 软骨和部分第二咽弓的 Reichert 软骨。锤骨头来自下颌突,砧骨来自上颌突,均为第一咽弓。砧骨大部和锤骨头由 Meckel 软骨的背侧支(鼓室支)末端分化而来,在 16 周时,砧骨和锤骨头原基仍在非骨化的 Meckel 软骨背侧支(鼓室支)上,钙化后砧骨和锤骨头内形成骨髓腔,在出生 25 个月后骨髓腔消失,其作用尚不太清楚。

所以,作者认为临床上我们常说"锤砧骨融合",实际是锤砧骨发育过程中尚未分离,它们来自同一个原基,在分离前因某种影响因素而终止,导致畸形、成块,与下述的鼠类锤砧骨发育类似。

镫骨主要来自 Reichert 软骨,是第二咽弓一个独立的软骨原基,镫骨原基分为两部分:上部分发育成基底部,下部分被镫骨动脉横过,发育成两支(前、后足弓)和镫骨头,耳包囊(内耳)未参与镫骨底板的形成。但也有证据支持镫骨底板有双重来源,耳包囊参与其形成。在鸡胚采用荧光染料示踪耳小柱神经嵴细胞来源实验中,耳小柱底板总与其他部位有不同来源,支持耳包囊参与镫骨底板形成的理论。在作者前期工作中,在镫骨(底板)发育前剔除发育的耳包囊,会导致镫骨底板不发育或底板上结构发育畸形,也支持耳包囊参与镫骨底板发育理论。

鼠类的内、中、外耳结构与人耳非常相似。小鼠 3 块听骨和内耳包囊原基在受孕后第 12 天出现,镫骨原基来自内耳包囊原基外侧的一团间充质细胞,附于面神经内侧。第 14 天锤、砧骨分化形成,镫骨底板呈双层,第 15 天时 3 块听骨已基本具备完整形态。在豚鼠,锤骨、砧骨来自同一个软骨原基,然后再分化为锤骨和砧骨,所以锤砧关节仅为一缝隙,亦无关节囊形成,因此,实为一锤砧复合体。

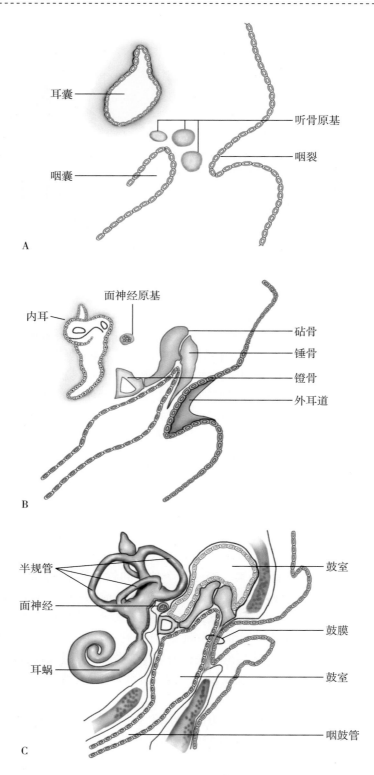

耳囊

听骨原基

咽裂

咽囊

A

面神经原基

内耳

砧骨

锤骨

镫骨

外耳道

B

半规管

鼓室

面神经

耳蜗

鼓膜

鼓室

咽鼓管

C

图 1-4-3　人中耳听骨、外耳道、内耳膜迷路发育及相互关系示意图
A. 胚胎第 28 天；B. 第 5 周末；C. 第 9 个月

（2）**听骨链关节形成**：人胚胎组织病理学研究显示，在第 7~29 周听骨链为软骨态，锤砧关节具有滑膜关节和鞍状关节特征，在第 10 周出现关节腔，在第 20 周时显示透明软骨覆盖关节面。砧镫关节具有典型滑膜关节和球形关节特点，在第 16 周完成关节腔的形成，从第 29 周开始出现透明软骨覆盖关节面。镫骨前庭关节是典型的纤维关节，环行韧带来自镫骨底板和周围耳包囊软骨分化而成的间充质，再转变成纤维组织，在第 12 周时纤维关节已形成。

（3）**中耳腔与咽鼓管的形成**：3 块听骨逐渐发育成熟，第一咽囊在胚胎第 4 周开始向外扩展，到第 9 个月包绕 3 块听骨形成中耳腔。在第一咽囊向外扩展的起始部狭长，形成咽鼓管，连接中耳腔和咽腔（图 1-4-3）。也有认为中耳腔是因局部间充质被吸收或重新分布后而形成，作者临床上发现中耳内光滑黏膜组织充填病例支持后一种理论。所以，二者有并存的可能。

（4）**鼓膜的形成**：第一咽囊在外侧与从外向内延伸的第一咽裂会合，形成鼓膜，中间夹有薄层间充质和锤骨柄，间充质发育成鼓膜纤维层（图 1-4-2、图 1-4-3）。这也是在鼓膜修补分离锤骨柄时，要"脱袜"的解剖原因。

（5）**鼓室肌肉的发育**：与听骨运动有关的两块肌肉——鼓膜张肌与镫骨肌，在第 9 周来自第一、二咽弓的间充质。在胚胎约 36mm 长（约孕 9 周）时，在鼓室间充质内出现镫骨肌原基，99mm 长（约孕 15 周）时分化出肌纤维细胞，进而形成肌管、肌纤维，到胚胎约 270mm 长（约孕 29 周）时，肌纤维分化已完成，但功能发育完全须到出生前。胚胎第 7 周，在镫骨原基与颅脑末端的 Reichert's 软骨之间形成镫骨肌腱。鼓膜张肌在新生儿期已发育成熟，并与腭帆张肌形成一复合体，具有协同作用。

四、下颌骨胚胎发育及其与中耳听骨的关系

在第一咽弓发育时形成上、下颌突，分别发育成上、下颌骨（属膜骨），其内各有一个中央软骨，下颌突内的中央软骨称为 Meckel 软骨，在人类下颌骨中仅有很小的遗迹。人 Meckel 软骨原基在胚胎发育 13 期（32 天）开始出现，是由纺锤形和多角形细胞及下颌突内其他细胞混合形成的圆形结构，在 14、15 期（33、36 天）时已初具形态，在胚胎第 6 周时达到全长。在 16 周时已形成 Meckel 软骨的背侧支（鼓室支）和腹侧支（下颌支）。

在第 8 周 Meckel 软骨初级骨化中心由间充质细胞团形成，发育成两个盘状骨，在其内形成神经血管束槽和牙槽窝，初级骨化中心在胚胎第 6 个月时消失。

Meckel 软骨作为咽弓软骨在胚胎早期起支持作用，下颌骨体形成时，下颌软骨前段被不断形成的骨组织包绕，随后这部分软骨逐渐退化消失，被骨组织代替，其纤维包膜形成锤前韧带和碟下颌韧带。Meckel 软骨长度和形态的改变，会影响以后下颌骨发育的大小和形态，而且是不可逆性改变。如下颌骨未发育或发育过小，则为无颌或小颌畸形。

Meckel 软骨来源于 R_1R_2 区神经嵴细胞迁移形成的间充质细胞，所以，与中耳听骨发育有紧密关系，由 Meckel 软骨背侧支（鼓室支）的末端发生骨化，形成中耳砧骨和锤骨头已如前述。因此，容易理解，临床上先天性中、外耳畸形常与下颌骨畸形并存，并被认为是颅面（或半面）短小症（craniofacial/hemifacial macrosomia, HMF）的特征之一。

五、内耳胚胎发育

内耳由菱脑原节第 5、6 节（R_5R_6 区）外胚层增厚形成耳基板，内陷形成耳沟，再发育成耳囊，进而发育形成内耳的各膜性结构，即膜迷路（图 1-4-4），后由膜迷路诱导中胚层间充质在其表面形成软骨包囊，骨化后形成骨迷路，在前庭窗部位与镫骨底板连接，即内、中耳整合（图 1-4-3），目前对其整合作用机制尚不清楚。

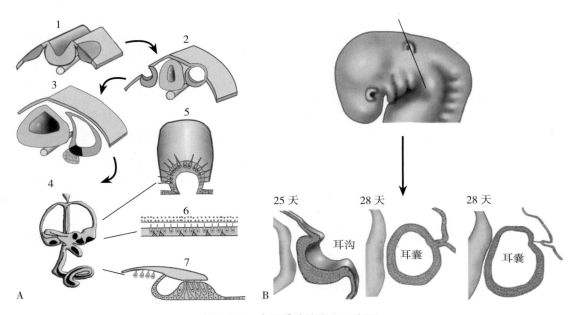

图 1-4-4 内耳膜迷路发育示意图
A. 内耳发育区上皮细胞层增厚 1、内陷形成耳沟 2，再形成耳囊 3，再逐步发育成膜迷路各结构 4~7；B. 耳沟部截面示意图，显示耳沟形成耳囊过程

六、内、中、外耳胚胎发育中的关系

在第一、二咽弓形成时，从后中脑与菱脑 R1~R6 区迁移的神经嵴细胞是内、中、外耳的起源细胞（图 1-4-1），所以内、中、外耳从起源即具有相关性。总结内中外耳胚胎发育：内耳膜迷路于第 3 周源于外胚层的耳基板（R5R6 区迁移的神经嵴细胞），第 23 周发育完成，后由膜迷路诱导中胚层间充质在其表面形成软骨包囊（骨迷路）。中耳腔于第 4 周来自第一咽囊内胚层组织，听骨软骨原基于第 7 周，听骨链于第 16 周来自第一、二咽弓组织（除镫骨底板前庭部以外，均来自后中脑、R1R2R4 区迁移的神经嵴细胞），中耳内肌肉和神经管也来自第一、二咽弓。外耳道于第 6 周源于第一咽裂；耳廓始于胚胎第 5 周来自第一、二咽弓的中胚层组织，所有中耳、外耳结构在第 30 周发育完成。

在胚胎发育过程中，锤骨柄、鼓环、外耳道之间具有相互诱导、相互制约关系，即中、外耳整合作用，鼓环诱导外耳道的形成和定位，而外耳道对锤骨柄的诱导形成和定位具有重要作用。而内耳包囊对镫骨底板及底板上结构发育有影响，即中、内耳整合作用。在作者的鸡胚实验中发现,剔除耳囊后会导致耳小柱(内侧段相当于镫骨)形态畸形和(或)定位障碍。

从以上内、中、外耳胚胎发育的起源来看,不难理解,临床上先天性中、外耳畸形多同时发生,而内耳畸形常单独发生,内、中、外耳三部分同时畸形较少,如果发生,作者分析可能的原因是:①影响因素作用早,如在神经嵴细胞迁移前;②损伤范围广。

七、与远位多发畸形的关系

1. 合并心脏畸形　作者统计的发生率为 5%。在胚胎发育期,心脏起源组织毗邻内耳发育区的腹侧、中外耳发育区的下内方,当损伤程度较重、范围较大时,有可能并发心脏畸形。所以,临床上对中外耳畸形程度严重者,作者要求检查心脏 B 超,如果有先天性心脏病者需先行处理,然后再解决耳部外观和听力问题。

2. 合并肾脏畸形　作者统计的发生率为 2.8%。发生原因尚不清楚。

3. 合并四肢畸形　作者统计的发生率为 1.3%。作者在早期胚胎原位杂交的动物实验中发现,某些与耳发育相关基因在耳与四肢发育区同时高表达,如果该基因异常,可导致相应区域结构多发畸形。

上述表现和理论是作者在临床工作中要求对中外耳畸形患者术前常规进行心脏和肾脏 B 超检查的原因。

第五章

临床流行病学

从前述内中外耳胚胎发育可以理解先天性中外耳畸形多同时发生,其表现为小耳畸形、外耳道狭窄或闭锁及中耳畸形,多为传导性耳聋,而内耳畸形多单独发生,表现为感音神经性耳聋。有报道小耳畸形 92%~94% 伴有外耳道闭锁或狭窄,作者前期病例报道小耳畸形 100% 伴有外耳道闭锁或狭窄、而耳道闭锁或狭窄 99%(90/91)伴中耳畸形,近期统计 543 耳,小耳畸形 98.4% 伴外耳道闭锁或狭窄(其中闭锁占 90.6%,狭窄占 7.8%)。而中耳畸形中,锤、砧骨畸形、鼓室狭小多合并有外耳道狭窄。因小耳畸形可直观显示,而中耳畸形和外耳道内段的闭锁情况,需要借助 CT 检查,在出生畸形中难以统计,所以流行病学统计资料多为外观畸形,但中外耳畸形程度多一致,所以外耳的畸形程度可以指示中耳的畸形程度。

先天性小耳畸形在临床上可分为综合征型和非综合征型,非综合征型又可分为单发畸形和多发畸形。单发畸形是指单纯的中外耳畸形,多发畸形是指除中外耳畸形以外合并其他结构、器官的畸形。有报道单发中外耳畸形占 66.2%,多发畸形占 27.9%,明确诊断为综合征者占 5.9%。

一、一般情况

1. 发病率　先天性小耳畸形的发病率在 0.83~17.4/ 万新生儿之间,并有逐步增高的趋势。在我国,据全国多中心调研统计报告:1993~1998 年先天性小耳畸形发病率为 5.18/ 万新生儿(1/1930),按 13.7 亿人口计,绝对值为 70.96 万,居全世界第 9 位,在我国的各类出生缺陷中居第 4 位,但是,是我国对世界正向贡献率最大的出生缺陷。而实际上我国的发病率应更高,因很多高发区(如农村、边远地区)患者未在医院出生而未被统计。1988~1992 年全国 30 多个城市抽样调查报告,我国先天性小耳畸形总发病率为 1.4/ 万新生儿(1/7142),其中,新疆维吾尔自治区发病率最高(2.08/ 万),内蒙古自治区最低(0.33/ 万),可见发病率已明显上升。

2. 性别差异　在作者统计的 551 例患者,男性占 73.1%(403/551 例),女性占 26.9%(148/551 例),男女比 2.7∶1。有大样本调查男性占 65.4%(3432/5248 例),女性占 34.6%(1816/5248 例),男女比 1.9∶1。1988~1992 年,全国 30 多个城市抽样调查报告中我国先天性小耳畸形在性别上无明显差异。

3. 侧别差异 作者统计的 551 例患者,右侧 49.9%(275/551 例) > 左侧 32.1%(177/551 例) > 双侧 18.0%(99/551 例),右∶左∶双侧比为 2.8∶1.8∶1。有大样本资料为右侧畸形占 46.4%(2436/5248 例) > 左侧畸形占 34.5%(1808/5248 例) > 双侧畸形占 19.1%(1004/5248 例)。右∶左∶双侧比为 2.4∶1.8∶1,基本一致。双耳畸形发病率在综合征患者中高,非综合征者与综合征者分别为 15.9%(84/527)和 62.5%(15/24),有报道分别为 12% 和 50%。

综合文献及胚胎发育特点,作者认为胚胎期缺氧是导致先天性中外耳畸形的密切相关因素。小耳畸形临床多发于男性、右耳,因右耳线粒体成熟较左耳晚,男性雄激素能降低线粒体的呼吸率和增加对化学性缺氧的敏感性,即降低了线粒体的功能,而线粒体是氧气的加工厂能量转换的场所。高原地区(缺氧)小耳畸形发病率明显增高,对上述理论是有力的证据。

4. 种族(肤色)差异 白种人或黑种人较黄种人发病率低。

5. 家族性(遗传性) 作者 375 例的调查统计中仅有 1.9% 的患者有家族史,张晔等的调查 34.1% 的患者有家族性,这与统计的标准或病史的调研详细度有关。

二、中外耳畸形情况

1. 小耳畸形分度比例及其与听力关系 按邹艺辉的小耳畸形 5 度分级法(表 1-5-1),统计我们资料完整的 264 耳,各级比例及 0.5~4kHz 平均气导听阈值见表 1-5-2。Ⅲ度占 83%,且畸形程度越重听力越差,呈正向关系。

表 1-5-1 邹艺辉小耳畸形 5 度分级法

分度	分级标准
Ⅰ度	耳廓主要结构(耳轮、对耳轮、三角窝、舟状窝、耳垂)有 3 个以上(含)发育完全,形态清楚;或主要结构均发育,但较正常耳廓或对侧耳廓明显小
Ⅱ度	耳廓主要结构(耳轮、对耳轮、三角窝、舟状窝、耳垂)有 2 个发育或 3 个(含)以上发育但尚不够Ⅰ度标准的
Ⅲ度	残耳呈条状、花生状及腊肠状
Ⅳ度	残耳仅为小的皮赘或小丘状或仅有异位耳垂
Ⅴ度	完全无耳廓结构

表 1-5-2 小耳畸形程度(各级比例)与纯音听阈的关系

小耳畸形分度	数量(耳)	百分比(%)	平均纯音听阈值(dB)(0.5~4kHz)
Ⅰ度	7	2.7	51.4
Ⅱ度	28	10.6	58.3※
Ⅲ度	219	83.0	69.0※
Ⅳ度	8	3.0	80.9※
Ⅴ度	2	0.8	84.4

※:Ⅱ度与Ⅲ度,Ⅲ度与Ⅳ度 0.5~4kHz 平均听阈值差异有统计学意义($P<0.05$)

2. 外耳道畸形情况 作者统计的中外耳畸形结果显示外耳道闭锁占 90.6%（492/543 耳）＞外耳道狭窄 7.6%（41/543 耳）＞外耳道未见明显异常 1.8%（10/543 耳）。

三、多发畸形

1. 合并耳面颈部畸形 在作者的临床病例统计中,最常见的依次为:半面短小 67.2%（252/375 例）、副耳 14.0%（68/485 耳）、耳前瘘管 10.7%（52/485 耳）、面瘫 7.5%（28/375 例）、耳屏畸形 7.4%（36/485 耳）、大口畸形 1.6%（6/375 例）、颈部畸形（斜颈）1.1%（4/375 例）、唇腭裂 0.8%（3/375 例）颈部鳃裂瘘管 0.5%（2/375 例）、软腭扁桃体畸形 0.3%（1/375 例）（图 1-5-1）。

2. 远位器官畸形 作者的统计病例中有 B 超检查提示心脏畸形 5%（2/40 例）、肾脏畸形 2.8%（1/36 例）。手指或足趾畸形发病率 1.3%（5/375 例）（图 1-5-1）。有报道多发畸形最多的是面裂畸形、心脏畸形和前脑无裂畸形。

四、合并症

作者统计的 198 耳手术中,外耳道胆脂瘤 16.2%（32/198）、胆脂瘤中耳炎 2.5%（5/198 例）、耳后脓肿 3.0%（6/198 例）。

五、综合征

作者的统计病例中,最常见的是 Treacher-Collins 综合征,占 4.0%（15/375 例）和 Goldenhar 综合征,占 2.4%（9/375 例）,共占 6.4%（24/375 例）。

六、合并内耳畸形

有颞骨 CT 的 233 例先天性中外耳畸形患者内耳畸形发生率为 3%（7/233 例）。

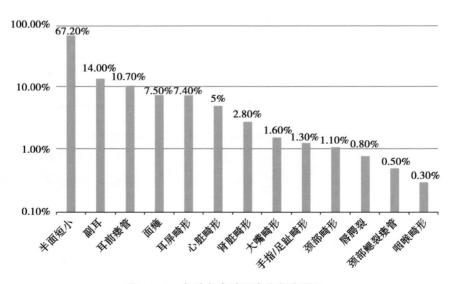

图 1-5-1 各种多发畸形发生频率图示
排序供参考,各比例数据来自上述 4 个不同样本资料,以发生频率由高到低排序

第六章

病因与发病机制探讨

　　一般认为，先天性畸形的病因 20% 为遗传因素、5% 为环境因素、大部分由多因素所致。引起第一、二咽弓发育障碍的因素都可能导致中外耳畸形的发生，目前先天性中外耳畸形发病机制不清楚，下面结合作者的工作进行一些探讨。

一、基因与遗传

　　先天性中外耳畸形是否与基因有关？是否具有遗传性？这是患者及家属极为关注的问题，也是国家卫生健康委员会关注的涉及民生的问题。是否具有遗传性尚无定论，但对小耳畸形家系及系谱分析的报道有连续 1~5 代不同程度畸形表型者，呈不完全外显性。在作者的临床工作中，亦发现连续 4 代发病家系，临床表型具相似性（图 1-6-1）。这都支持遗传因素是小耳畸形病因之一，但所占比例尚无法进行统计。对其遗传方式有多种推测，主要为常染色体显性遗传、常染色体隐性遗传、多因素遗传，在综合征型尚有 X 连锁遗传。

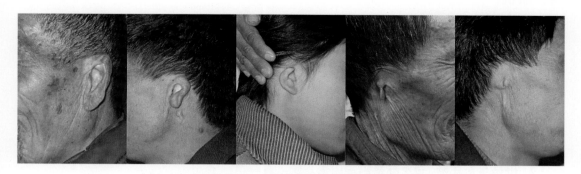

图 1-6-1　连续 4 代中外耳畸形家系

　　目前占绝大多数（95.6%（527/551））的非综合征型者分子机制的研究尚无报道，仅有少数综合征型者基因已定位，如 Treacher Collins 综合征、BOR（Branchio-oto-renal syndrome）综合征均为常染色体显性遗传，前者的基因为 *TCOF1*，定位在 5q31.3-32；后者基因为 *EYA1*，定位在 8q13.3。其他如外耳道狭窄、耳前瘘管等，同属于第一、二咽弓发育畸形,它们的基因已有定位和克隆,外耳道狭窄基因定位在18q22.3-18q23,而耳前瘘管与*SALL1*基因突变有关。

根据"基因通过转录,再经翻译成为蛋白质(表型)"的途径,表型异常可以是此通路上的任何一个环节发生异常所致,但临床表型中通常以Ⅲ度畸形(邹艺辉Ⅴ度分法)最为常见。因此可以推测,各种影响因素可能是通过此途径中某一个固定的作用点,从而导致了相似或相同的表型。临床中我们发现很多孪生者中只有其中之一发病的情况,其胚胎发育的环境是相同的,因此,单个病例基因突变的可能性不能排除,当然也存在异卵双生(基因差异)的可能。

二、胚胎发育与畸形

从胚胎发育学来看,一个结构的产生有诱导(induction)和塑形(patterning)两个方面,诱导决定该结构的产生和位置,塑形决定该结构的形态,因此,基因也分成两种:诱导基因和塑型基因。诱导基因异常导致该结构缺失或异位,在耳廓表现为无耳(Ⅴ度)或异位耳廓;塑型基因异常则导致该结构形态异常,Ⅰ~Ⅳ度小耳畸形均属于这种情况。因此,寻找小耳畸形的致病基因可从两方面入手:①从正常发育途径寻找耳廓发育的决定性或相关基因。作者在鸡胚耳发育的研究中,已发现与内耳、中耳,甚至外耳道发育密切相关的基因,希望寻找到与耳各部分发育整合相关基因;②从异常表型入手,逆向查找相关基因。小耳畸形主要是耳廓软骨异常,可以从寻找耳廓软骨发育调控和(或)塑型基因入手。

三、环境因素

包括化学制品、药物、放射线和病毒等。抗癫痫药三甲双酮、卵泡激素雌三醇、促排卵药克罗米芬枸橼酸盐、维生素A及反应停都是已知的致耳畸形药物。环磷酰胺、镉和树脂已有报道在大鼠能诱导耳畸形。

四、血供

胚胎发育期血供障碍,如出血、供血动脉发育畸形,是导致先天畸形(如小耳)的原因之一。

五、其他影响因素

1. 母体疾病 是导致胎儿畸形的重要因素,如母亲糖尿病致胎儿多器官、多系统畸形是已知的,颅面畸形相对较少,但在Ewart等的报道中发生率较高,在21例糖尿病母亲所生婴儿中,半面短小症67%,小耳畸形52%,听力损失43%。

2. 母亲生育年龄、孕次都是影响因素。

3. 母亲抽烟、喝酒亦是影响因素。

4. 其他 引起第一、二咽弓发育障碍的因素都有可能导致中外耳畸形的发生。

六、缺氧

作者总结认为:胚胎期缺氧是导致先天性中外耳畸形的密切相关因素。临床小耳畸形男性、右耳多发,因耳发育期右耳线粒体成熟较左侧晚,对缺氧的耐受性差一些,因此易于发生异常。男性雄激素能降低线粒体的呼吸率和增加对化学性缺氧的敏感性,而线粒体是氧气的加工厂,线粒体发育晚或功能低都会导致缺氧。高原地区(缺氧)小耳畸形发病率明显增高、海拔高度(缺氧)影响耳廓发育、胚胎期血供障碍(如出血、供血动脉畸形),是导致先天畸形(如小耳)的原因之一,都是上述理论的证据。

第七章

常用听力相关检查

临床应用的听力学检查项目很多,对先天性中外耳畸形患者所需检查相对简单,因其多无内耳畸形,通常无需检查内耳功能。所以,针对先天性中外耳畸形患者,作者综合本病临床与发育特点及自身经验,对其检查项目总结如下:

一、从外观畸形程度与言语交流状况,初步判定听力情况

1. 外观畸形程度　当先天性耳畸形患者站在接诊医生面前时,首先观察其耳廓、外耳道、下颌骨的发育和畸形程度,有无其他合并畸形?一般畸形程度越重、并发畸形越多,听力也越差。因中外耳畸形程度多是一致的,在作者临床流行病学统计中已证实小耳畸形程度越重纯音听力水平越差(表1-5-2)。

2. 言语交流状况

(1) 首先排除舌系带过短、发声器官结构异常或功能障碍等情况:嘱患者伸舌、上翘,确认舌系带情况;检查口咽、软硬腭发育有无畸形?嘱患者发简单的音节,如爸爸、妈妈、啊,确认发声无异常。

(2) 简单交流:与患者进行简单交流、对答,如:你几岁了?上幼儿园了吗……交流时让家属保持安静,或嘱患者唱歌、念诗。从患者吐词的清晰程度、回答问题的反应速度可以初步判定其听力情况。

一般中外耳畸形多表现为传导性耳聋,即使双侧畸形,与其说话者提高声音后也能听清楚,患者可自听后进行发音矫正,所以吐词清晰。仅单侧畸形、对侧正常者,日常言语交流无明显障碍,但声源定位能力差,当声音来自患耳侧时,患者会转动头位,以便用健耳来接受声音刺激;立体声感受差,对音乐的感受不如双耳听力者。

如果患者反应慢、吐词含糊不清,则听力损失较重,有混合性耳聋、内耳发育畸形的可能,要进行内耳相关检查以明确诊断。

在交流的同时可以观察患儿的心理压力情况,如活泼或胆怯、不愿交流,这对医生决定何时启动手术具有参考意义。

二、音叉检查

对可以配合的患者,简单的音叉检查,可以判定耳聋的性质。先用C256音叉进行初步

判定,RT 试验(Rinne test,林纳试验,同侧气、骨导对比试验)和 WT 试验(Weber test,韦伯试验,两侧骨导偏向试验)可以初步判定是否为传导性耳聋。在定性上音叉检查比纯音测听结果更可靠,如果对纯音测听结果产生疑问时,只要患者能配合,一定要用音叉试验来判定耳聋性质。特别提醒:我们常先入为主地认为几岁的孩子不能准确判定音叉的声音,但以作者的经验看,却恰恰相反,因为孩子心无杂念,更能真实地反映情况。当纯音测听检查与音叉检查不一致时,一定要反复验证,并以音叉检查为准。

同时,作者在长期的临床工作中发现并总结了两点实用而与常规理论相悖的现象,这也是对目前听力学理论的挑战,不能说目前的理论或假说有错误,但至少是有值得修正之处。

1. RT 试验 教科书中要求是以音叉声音消失时再测气导或骨导来判定其差异,而作者以听到声音的大小来直接进行比较,识别气、骨导差异,针对先天性中外耳畸形的患者(目前检测的非此类患者亦无例外),与气、骨导持续时间来判定结果是一致的,其原因尚待研究。这使检查省时且更可靠。

2. 在一些双侧畸形的患者,当一侧经手术后听力改善、但未超越对侧时,WT 试验偏向听力改善侧,而非偏向耳聋严重侧,其原因尚不清楚。

三、听力学检查

1. 纯音测听 需受试者主观配合的检查,对较大儿童(我院 6 岁以上)与成人可配合检查的都能应用,能判定耳聋的性质和程度。

先天性中外耳畸形患者内耳多发育正常,为传导性耳聋,故纯音测听骨导听阈多正常(≤25dB)、气导阈值多在 55~80dB 以内。作者一组 284 耳的先天性中外耳畸形患者纯音测听分析显示:传导性耳聋占 77.5%、混合性耳聋占 21.5%(但仅骨导在 2kHz 为 25~38dB)、感音神经性耳聋占 1.1%。传导性耳聋患者 83.2%(183/220 耳)气导阈值在 56~80dB。气导阈值如果达 75~80dB,则镫骨或镫骨底板未发育可能性大。

测听中的掩蔽问题 对双耳听力相差较大或一侧正常另一侧耳聋的,测听时一定要进行掩蔽,以防对侧影子曲线导致误判。如果术前为对侧影子曲线、术后测听准确,会误以为是手术损伤。

(1)气导测听掩蔽:通常使用的头戴式耳机测试气导听阈的耳间衰减约为 40dB,理论上,测听中在测试耳气导听阈与对侧耳骨导听阈相差小于 40dB 时不加掩蔽。但是,从作者的临床观察看,此法则在先天性中外耳畸形患者不适用,即使双侧相差小于 40dB,在掩蔽后会出现完全不同的结果(图 1-7-1),其原因推测可能与

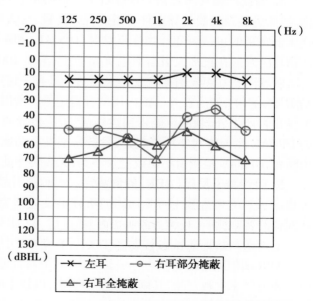

图 1-7-1 单侧中外耳畸形(右)纯音测听有无掩蔽时的差异
○:无掩蔽;△:掩蔽

此类患者耳间衰减值较小有关,听力学中的很多机制尚处于学说阶段。所以,为防止误导,无论双侧相差多大(对其他耳聋疾病也适用),只要有差距就一定每个频率都加掩蔽,获得的结果更准确。

(2) 骨导测听掩蔽:因骨导头影效应衰减仅 10dB 左右,通常测试骨导听阈时均需要对侧加掩蔽,两侧如果相差较大时掩蔽较难,此时选择行听性脑干反应(ABR)骨导阈值测听,因不需要患者主观配合,较纯音测听更客观、准确;同时其对侧掩蔽较骨导纯音测听相对更可靠。

2. 行为测听 对无法配合纯音测听检查的婴幼儿采用行为测听来判定听力情况,随年龄不同有以下几种选择。

(1) 游戏测听:适用于 3~6 岁幼儿,利用纯音听力计,可通过声场或耳机进行,幼儿主动参加测试,每次听到声音时做简单的动作反应,可分别得出双耳精确的气、骨导阈值。程度分级同纯音测听。

(2) 定向条件反射测听:适用于 6 月龄~2 岁,属于反射性反应测试方法,常用视觉强化测听,即用视觉刺激来强化对声刺激引起的转头或定向反应。正常"最小反应级"(阈强度)因月龄而异,但在 25dB HL 以下。

(3) 行为观察测听:适用于 0~6 个月婴儿,属于反射性反应测试方法,不附加强化条件,即观察受试儿与声刺激一致的反射性行为反应,可产生适应性,难获得准确恒定的反应结果,为一种被动方法。有条件的选用下述客观听力筛查或定向条件反射测听更可靠。

3. 听力筛查 适用于 0~6 个月婴幼儿,应用的是筛查型客观听力检查项目:畸变产物耳声发射和快速听性脑干反应(AABR)测定(详见下文 4 和 5),AABR 显示结果为"通过"或"不通过",而非具体的听阈值。对双侧先天性中外耳畸形患者,因双侧耳道闭锁或狭窄无法应用耳机,所以不能采用;而单侧畸形患儿选用听力筛查,主要检测健侧听力情况。

4. 畸变产物耳声发射(DPOAE) 耳声发射(OAE)是起源于耳蜗,多认为来自外毛细胞、经听骨链及鼓膜传导至外耳道的音频能量,反映耳蜗外毛细胞主动运动功能。种类很多,临床上常用的包括畸变产物耳声发射(DPOAE)和瞬态声诱发耳声发射(TEOAE),因为畸变产物耳声发射在正常人引出率达 90% 以上,甚至 100%,且具有频率特异性,所以临床常用。

畸变产物耳声发射的诱发是采用两个具有一定频比关系的连续纯音(常用 $f_2/f_1=1.1~1.5$)刺激耳蜗产生,然后在外耳道内用微音器记录。所以能否在外耳道内记录到 DPOAE 除耳蜗本身是否产生外,刺激声能否到达耳蜗(听觉传导通路完整性与听力损失程度相关)及产生的 DPOAE 能否传到外耳道(与听骨链完整性及功能相关)是重要因素。对于全聋及听骨链中断者,DPOAE 检测引不出或记录不到,无需再作此项检查,以免浪费时间、经费。

5. 听性脑干反应(ABR)阈值测定 声刺激引起听觉的同时引起一系列生物电反应,从头皮记录到的来自脑干听觉通路的听性电反应即为听性脑干反应(ABR),属于不需患者主观配合的客观测听,较纯音测听更客观、准确,分为 ABR 阈值测定和潜伏期测定。潜伏期测定主要用来判断听觉和脑干功能(如蜗后病变),对中外耳畸形患者意义不大,无需选择。

ABR 阈值测定的刺激声一般是短声,频率特性差,主要反映的是 2~4kHz 高频听阈情况,而且阈值要靠主观判断,其刺激强度不够大,以致重度聋患者得不到结果。ABR 阈值又分气导阈值和骨导阈值。

ABR 气导阈值:ABR 的 V 波阈值可用于客观听阈测试,对于新生儿及婴幼儿,其正常阈值在 30dB 以下。月龄越小反应阈值越高,一般出生后 1 个月为 30dB,6 个月为 20dB,1 岁时为 16dB。其可能的原因是随脑干发育的成熟度而逐渐降低。

ABR 骨导阈值:对判定传导性耳聋或感音神经性聋有意义,同时如前述,在双侧听力差别大、纯音测听骨导掩蔽困难时,ABR 骨导阈值测定的掩蔽相对更可靠、更准确。

筛查型的快速 ABR(AABR)测试可用于新生儿及婴幼儿听力筛查。

6. 声阻抗 对有外耳道者,或一侧畸形、一侧发育正常者,可以对正常侧进行声阻抗检测,其意义为:①判定中耳功能情况,对识别传导性聋和感音神经性聋有意义。②听觉传导通路中的损伤定位。

7. 听觉稳态反应(ASSR) 是由多个频率刺激声持续(即稳态)刺激产生的、通过头皮记录到的脑干诱发电位叫做听觉稳态反应(ASSR)或"多频稳态诱发电位"。其优势为:①客观性;②频率特性:可避免短声(click)刺激导致的频率失真;③最大声输出强度高 120dBHL,对重度聋者测定残余听力有意义;④容易检出、不受睡眠和镇静药物的影响;⑤快速简便,能在短时间内自动测出双耳稳态听力。其反应阈通常高于行为听阈(纯音听阈)10~20dB。计量单位有用 HL 的,也有用 SPL 的。比听性脑干诱发电位更直观的听阈检查结果。

在无法配合纯音测听或条件反射测听的先天性中外耳畸形患者,可以获得客观的、多频率的、直观的听力检查结果。

8. 言语识别阈(speech recognition threshold,SRT)与言语识别率(speech discrimination score,SDS)

言语识别阈也称言语接受阈:能听懂并复诵 50% 的言语材料的最低言语级强度,单位以言语级(dB SPL)或言语听力级(dB HL speech)表示。通常从受试耳 0.5kHz、1kHz、2kHz 平均纯音听阈级上 30~40dB 开始。

言语识别率是受试耳能听懂测试言语材料的百分率,单位为 %。最大言语识别率测试从言语识别阈级上 25~30dB 开始。言语识别率体现的是真正的听力效果,尤其是在佩戴助听装置后,检测助听效果的重要指标。

9. 40Hz 相关电位 主要用于检测低频残余听力情况,阈值亦要靠主观判断,在先天性中外耳畸形患者无需此项检查。

四、几个声级单位的关系与差异

1. 几个单位的含义

(1) **dB**:Decibel 分贝,声音强度计量单位,本身无频率特性,在应用时,必须说明类别,即声压级、听力级、正常听力级等,或使用后缀 dB SPL、dB HL、dB nHL。

(2) **dB HL**:Hearing Level 听力级,反映的是测试信号与正常人平均听阈级的差值。各频率上的基准听力级即(0dB HL)是以 18~25 岁的健听人群进行实验得到,将这些人在各频率听到的最小声压级定为 0dB HL。

(3) **dB nHL**:正常听力级,常用于听觉诱发电位测试的短时程测试信号的计量。正常听力零级,即 0dB nHL,由各个实验室自行从正常听力人群确定,短声 click 的正常听力零级约为 35dB SPL。

(4) **dB SPL**:声压级,反映声信号的强弱,以 μPa 为基准。空气中基准声压 p_0 为 20μPa;通常声场中某点的声压级,是指该点的声压与空气中基准声压 p_0 的比值取常用对数的 20

倍,即 Lp=20lg(p/p$_0$)。

2. dB HL、dB nHL 和 dB SPL 换算关系

通常所说的听力是指行为阈值,即以 HL 为标准的,是听力级;脑干电位测出值是以 SPL 为标准的,即声压级。

短声(click)的 0dB nHL 约等于 35dB SPL,短纯音(tone burst)的 0dB HL 在各频率上不同,从 21~32dB SPL 不等。

听阈的金标准是以听力级 dB HL 表示的主观听阈,而 ABR 等客观测试,结果以 dB SPL 或 dB nHL 表示反应阈值,可根据大概的数值关系推算相关频率的纯音听阈(dB HL),但不是一一对应关系,与换能器、刺激速率、信号时程等有关。

3. 刺激音

(1)纯音(pure tone): 是长时程(大于 200ms)、具有频率特性的信号,用于纯音(电)测听、声导抗、耳声发射等听力检测,用"dB HL"表示,或直接简写为"dB",但应说明是听力级。而短纯音(tone burst)持续时间少于 200ms,常用于听觉诱发电位测试。

(2)短声(click): 短声是一种频谱较宽的短时程信号,用于 ABR 反应测试。结果以 dB SPL 或 dB nHL 表示反应阈值。click ABR 的阈值与 4k Hz 左右纯音听阈值接近,因此仅反映该频率区域(高频)的听力情况。

五、听力检查方案的选择

先天性中外耳畸形患者多为传导性耳聋、内耳发育正常,在了解外观畸形程度及与患者交流后可以初步判定听力与畸形情况及内耳功能有无异常,然后根据年龄选择音叉检查、听力筛查、行为测听或纯音测听,对上述测听的准确性有怀疑的可行 ASSR 检测,对单侧聋者纯音测听各频率要加掩蔽,同时加测 ABR 气导和骨导阈值。

一般无需检查 ABR 潜伏期及畸变耳声发射,仅在怀疑同时伴有内耳畸形或蜗后病变或需进行定位检查时选择并同时加用其他听力学检查。

第八章

常用影像检查

第一节　正常颞骨水平位CT

先天性中外耳畸形患者内耳多发育正常,通过影像了解内中外耳发育情况、面神经情况、并发症情况(如胆脂瘤、中耳炎等),颞骨水平位CT已能满足需求,少数情况下可以配合颞骨冠状位CT,了解病灶范围、有无脑膜和脑组织低位等情况,便于术中定位。所以本章仅就颞骨水平位CT展开阐述。

颞骨CT最常用的是水平位,又称轴位。检查体位(图1-8-1):患者仰卧位,取听眦线,于外耳道口上方10mm处开始,往下连续平扫,层厚常规1.5mm,可以根据需求调节,范围1~2mm,要求扫完整个岩锥、乳突,再经后台技术处理,选取标志性层面打印。

其次应用较多的是冠状位,在水平位扫描完成后,通过后台技术处理,获得冠状位颞骨CT成像。

下面展示几个最常用标志层面。阅片时可以从上向下(上半规

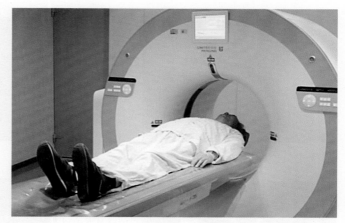

图1-8-1　颞骨CT检查体位

管层面开始)或从下向上(颞颌关节层面开始)逐层观看,了解内耳(耳蜗+半规管)、面神经、听骨、鼓室、乳突、咽鼓管、外耳道、病灶(如胆脂瘤、中耳炎)等的情况。

1. 上半规管(即前半规管)层面

图1-8-2A显示:上半规管和乳突气房。

2. 总脚层面(上半规管与后半规管总脚层面)

图1-8-2B显示:上半规管、后半规管、总脚和乳突气房、上鼓室、鼓窦。

3. 面神经迷路段与外半规管层面

图1-8-2C显示:内听道及其底部的面神经迷路段,还有前庭、外半规管腔(在前庭腔

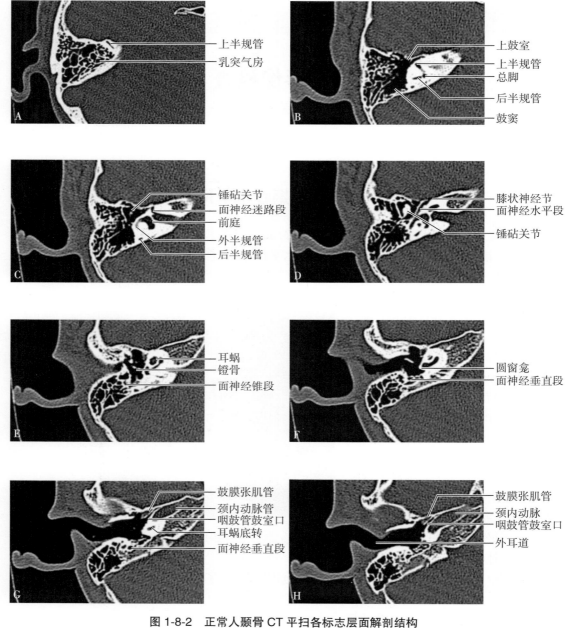

图 1-8-2 正常人颞骨 CT 平扫各标志层面解剖结构

A. 上半规管层面；B. 总脚层面；C. 面神经迷路段与外半规管层面；D. 面神经膝状神经节层面；E. 耳蜗层面；
F. 圆窗龛层面；G. 耳蜗底转与咽鼓管层面；H. 咽鼓管层面

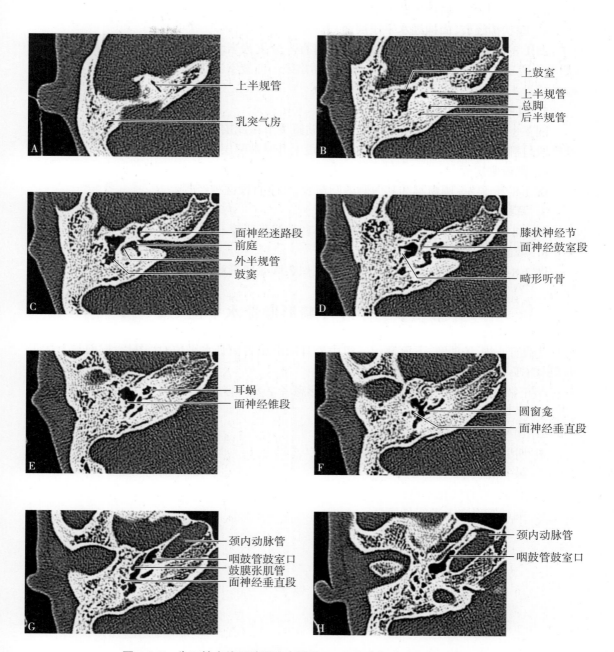

图 1-8-3 先天性中外耳畸形患者颞骨 CT 平扫各标志层面解剖结构
A. 上半规管层面；B. 总脚层面；C. 面神经迷路段与外半规管层面；D. 面神经膝状神经节层面；E. 耳蜗层面；
F. 圆窗龛层面；G. 耳蜗底转与咽鼓管层面；H. 咽鼓管层面

后外侧与之相通的半弧形管腔)、后半规管,后半规管内侧裂隙为前庭导水管,一般不超过1.5mm宽。在上鼓室出现锤砧关节。

4. 膝状神经节、面神经水平段层面

图 1-8-2D 显示:膝状神经节,由此向前有一分支为岩大浅神经,向后为面神经鼓室段(即水平段)。耳蜗、前庭和后半规管在此层面出现。上鼓室锤砧关节明显,冰激凌样结构,前端是锤骨头,后方似蛋桶状的为砧骨体。

5. 耳蜗层面

图 1-8-2E 显示:耳蜗的上中下转出现,砧镫关节在此层面出现,可见镫骨上结构。面神经锥段呈椭圆形,是面神经由鼓室段向乳突段上升时被断层斜切所致。

6. 圆窗龛层面

图 1-8-2F 显示:圆窗龛和其内侧的圆窗膜,及垂直段面神经管。

7. 耳蜗底转、咽鼓管层面

图 1-8-2G 显示:耳蜗底转、咽鼓管鼓室口、鼓膜张肌管、颈内动脉、面神经垂直段。

8. 咽鼓管层面

图 1-8-2H 显示:咽鼓管鼓室口、颈内动脉、鼓膜张肌管和外耳道。

第二节 中外耳畸形颞骨水平位 CT

为便于分析和理解,下面展示一组中外耳畸形患者颞骨水平位 CT 图片,层面与上述正常颞骨 CT 平扫层面相对应(图 1-8-3)。

与正常颞骨水平位 CT 对比,中外耳畸形患者主要内容或差异如下:

1. 半规管、耳蜗(内耳)发育无异常。
2. 面神经分段结构基本正常。
3. 听骨畸形。
4. 鼓室腔狭小。
5. 乳突、岩骨气化不良。
6. 咽鼓管形态上无明显异常。
7. 外耳道闭锁或狭窄。

第九章

临 床 表 现

先天性中外耳畸形临床表现主要涉及外观和听力两部分。外观畸形主要表现为小耳畸形、外耳道外侧段狭窄或闭锁，而中耳畸形及外耳道内侧段狭窄或闭锁需借助 CT 或手术探查来确定。从作者的统计资料显示，其他多发畸形头面颈部按发生频率从高到低依次有半面短小 67.2%、副耳 14.0%、耳前瘘管 10.7%、面瘫 7.5%、耳屏畸形 7.4%、大口畸形 1.6%、颈部畸形（斜颈）1.1%、唇腭裂 0.8%、颈部鳃裂瘘管或囊肿（脓肿）0.5%、软腭扁桃体畸形 0.3%；远位畸形中：心脏畸形 5%、肾脏畸形 2.8%、手指（足趾）畸形 1.3%；合并症：外耳道胆脂瘤 16.2%、耳后脓肿 3.0%、胆脂瘤中耳炎 2.5%；综合征：Treacher-Collins 综合征 4.0% 和 Goldenhar 综合征 2.4%，共占 6.4%，分述如下。

第一节 先天性小耳畸形

先天性小耳畸形是因先天发育畸形导致的耳廓发育过小、结构缺失，甚至完全缺如，可伴有位置异常。畸形耳廓称为残耳。根据小耳畸形的程度将其分为不同的等级，以"度"来表示。文献及教科书中有 4 度或 5 度分级法，因中外耳畸形多同时发生，经常将耳廓、耳道、中耳畸形组合分级，组合形式太多时临床工作中常难以界定明确，也不可能全面，所以常有患者无法明确归属第几度畸形的情况。

作者认为：从耳胚胎发育看，内中外耳都是相对独立发生，然后再整合，在整合区发育互相关联。所以在分级（分度）时，最好针对单一结构进行，否则组合情况太多、难以界定。作者已根据自己的临床实践，结合前期再造耳廓效果分级方式，将先天性小耳畸形程度分为实用、界定明确的 5 度，只需对照耳廓的形态将其"对号入座"即可，简述如下：

Ⅰ度：耳廓主要结构（耳轮、对耳轮、三角窝、舟状窝、耳垂）有 3 个以上（含）发育完全、形态清楚；或主要结构均发育，但较正常耳廓或对侧耳廓明显发育小（图 1-9-1A、B）。

Ⅱ度：耳廓主要结构（耳轮、对耳轮、三角窝、舟状窝、耳垂）有 2 个发育或 3 个（含）以上发育但尚不够Ⅰ度标准的（图 1-9-1C）。

Ⅲ度：残耳呈条索状、花生状或腊肠状（图 1-9-1D）。

Ⅳ度：残耳仅为小的皮赘或小丘状或仅有异位耳垂（图 1-9-1E）。

Ⅴ度：完全无耳廓结构（图 1-9-1F）。

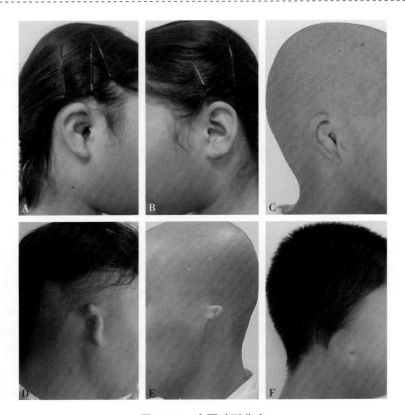

图 1-9-1 小耳畸形分度
A. Ⅰ度,各结构发育,但比对侧正常耳廓(B)明显小;C. Ⅱ度,发育 2 个
结构;D. Ⅲ度, 残耳呈条索状、花生状或腊肠状;E. Ⅳ度, 残耳为小丘状
或小皮赘;F. Ⅴ度,完全无耳廓结构

此 5 度分法与已有的Ⅳ度、Ⅴ度分法的最大差异是:①小耳畸形单独分度,不与外耳道、中耳畸形组合分度;②各级结构形态、数目明确,界定具体,所以分级清楚。

已有Ⅳ度分法(与外耳道狭窄或闭锁组合分度)

Ⅰ度:耳廓各部分结构可辨认,但轮廓小,有小耳甲腔及耳道口,耳道内面常为盲端;

Ⅱ度:耳廓结构多无法辨认,残耳呈花生状、舟状及腊肠状,外耳道常闭锁;

Ⅲ度:残耳仅为小的皮赘或小丘状或仅有异位耳垂;

Ⅳ度:完全无耳。

Ⅴ度分法:实际上是将上述Ⅳ度分法的Ⅰ度再分成Ⅰ度和Ⅱ度。

Ⅰ度:耳廓各部分结构均存在,但轮廓小。

Ⅱ度:耳廓结构部分存在,部分缺失。

Ⅲ度:残耳呈花生状、舟状及腊肠状。

Ⅳ度:残耳仅为小的皮赘或小丘状或仅有异位耳垂。

Ⅴ度:完全无耳。

第二节　先天性外耳道狭窄与闭锁

一、定义

外耳道大小及形态因人而异,但通常认为其横截面直径小于 4mm 即为外耳道狭窄。所以外耳道全长发育,但有某一层面或全长横截面直径小于 4mm,即为外耳道狭窄。在外耳道口至鼓膜之间任意部位外耳道有完全封闭者即为外耳道闭锁。

二、需要明确的几种情况

根据上述定义,以下几种情况需要明确:

1. 仅有部分(非全长)小外耳道者属于闭锁。
2. 外耳道内、外侧段发育,但连接部为盲端则为闭锁,如连接部有小孔则为狭窄。
3. 骨性耳道缺如,但软组织性外耳道全长发育,属于狭窄。

三、外耳道闭锁分级

按外耳道闭锁程度将其进行分级。虽然 Gill 将外耳道闭锁分为四型,但实际操作常难以界定。作者根据自己的临床实践,将外耳道闭锁分为以下几种主要情况,以颞骨水平位 CT 为主、结合外观来判定,实际上是外耳道闭锁程度的分级,也以度来区分(表 1-9-1)。

表 1-9-1　外耳道闭锁程度分级表

分度	图片	外观	颞骨水平位 CT
Ⅰ	图 1-9-2A、F	外耳道口接近正常	外耳道外侧段与内侧段均有发育,但中间为盲端或小孔连接
Ⅱ	图 1-9-2B、C、G、H	外耳道口明显小、针眼样或无	仅外耳道外侧段发育,其内端为锥形盲端;或仅内侧段骨性耳道发育,其内可储留有胆脂瘤上皮或耵聍样物
Ⅲ	图 1-9-2D、I	无耳道口	仅在骨性耳道位置有浅凹
Ⅳ	图 1-9-2E、J	无任何耳道结构(如大部分Ⅲ~Ⅴ度小耳畸形)	无任何耳道结构

注:外观与颞骨水平位 CT 不一致时,以颞骨水平位 CT 为准

四、外耳道发育方式

结合临床和作者的耳胚胎发育研究结果,外耳道发育方式除上皮沿第一咽裂逐步内陷方式外,尚可能存在第二种方式:外耳道内、外侧段分别发育,然后连接、整合,在这个过程的不同时间受到干扰会导致不同的畸形表型。支持的证据如下:

1. 在作者的外耳道发育模拟实验中,只能复制出外耳道的外侧段。
2. 临床中经常发现有外耳道内、外侧段均发育,但未能连接或在连接区形成针眼样小孔或盲端的病例。

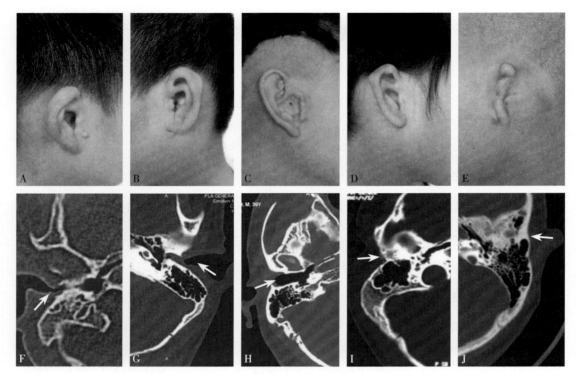

图 1-9-2 不同程度外耳道闭锁（或狭窄）

外观（A~E） A. 耳道全长发育，中部狭窄；B. 耳道外侧段发育，耳道口小；C. 针眼样耳道口；D. 有小耳甲腔，无耳道口；E. 完全无耳道。与外观相对应的 CT 表现（F~J） F. 耳道全长发育，中部狭窄（箭头示）；G. 耳道外侧段发育；H. 耳道内侧段发育；I. 仅在相当于骨性外耳道部有小凹陷（箭头示）；J. 无骨性外耳道痕迹

第三节 先天性中耳畸形

中耳畸形从外观不能直接显示，需借助 CT 或手术探查来确定，属于先天性中外耳畸形耳聋的主要原因，但因其畸形程度常与外耳畸形一致，可从小耳畸形的程度及纯音听阈的水平初步评估其畸形程度，听力相关问题在本章第八节听力障碍进行阐述。

中耳畸形在形态上的主要表现：在作者统计手术探查的 119 耳中主要有鼓室腔狭小，占 94.1%，锤砧骨一体占 62.2%，有镫骨发育为 47.1%，镫骨未探查 43.7%。听骨形态各异，难以进行分类。卵圆窗（镫骨底板）是否发育对听力产生主要的影响，纯音听阈对中耳畸形的评估作用见本章第八节听力障碍。

一般地，乳突气化程度与中耳畸形程度相关，气化好多伴有中耳腔空间大、听骨畸形程度低、听力相对好。

特殊情况：作者曾遇到鼓室黏膜肥厚患者，术前 CT 易误以为中耳炎，术中探查实际为光滑肥厚黏膜组织，疑为中耳腔发育过程中尚未被吸收的中胚层组织。因为有理论认为中耳腔的形成是因局部中胚层组织被逐渐吸收而产生的空腔，因故吸收过程被中止形成上述的临床表型。

第四节 头面颈部多发畸形

先天性中外耳畸形同时伴发头面颈部下列一种或多种畸形。

一、半面短小综合征(图 1-9-3A)

部分患者表现有小耳畸形同侧下颌骨、面部发育较对侧短小(俗称大小脸),也有称先天性颌面部畸形。

在前述胚胎发育章节中已阐述其原因:因下颌骨与中耳锤砧骨来源于同一原基。尤其以小耳畸形伴颌面畸形多见,现已将其定义为半面短小综合征,畸形程度不等。轻者无需处理,重的建议青春期后处理,可避免双侧因发育速度差异再次不对称。

二、副耳、耳屏畸形(图 1-9-3B、C)

副耳、耳屏畸形可单独发生,也常同时发生,并伴发外耳道狭窄或闭锁。

三、先天性耳前瘘管(图 1-9-3D)

是第一、二咽弓的耳廓原基在发育过程中融合不全所致,为常染色体显性遗传,与SALL1 基因突变有关。与中外耳畸形伴发者多位于残耳前上方,瘘管口小,少数有感染史。无症状的可不处理,但在行耳廓再造前需切除,以避免其发炎致再造耳廓感染。

四、先天性周围性面瘫(图 1-9-3E)

在严重中外耳畸形的患者,可伴有不同程度的面神经发育畸形,面神经受挤压、有分支或走行异常,表现为患侧不同程度的周围性面瘫。这在耳胚胎发育时(图 1-4-3)显示面神经夹于中耳听骨和中耳腔中发育,易理解中耳畸形时伴发面神经发育畸形的可能。

五、唇腭裂畸形(图 1-9-3F~H)

唇腭裂畸形一般处理较早,所以患者到耳鼻咽喉科就诊时,多已修复完毕。但从作者临床接诊患者看,中外耳畸形同时伴发唇裂、腭裂畸形者少见。

六、大口畸形(图 1-9-3I)

是胚胎发育时期上颌突与下颌突部分或全部未融合引起,所以又称第一鳃弓(咽弓)综合征。严重者可形成面部横裂,可伴有颌骨发育障碍与中外耳畸形。多为单侧发病,双侧少见。

七、软腭扁桃体畸形(图 1-9-3J)

与中外耳畸形同时伴发者较少,通常患者无明显症状,位置又较隐蔽,难被发现。无症状者无需处理。

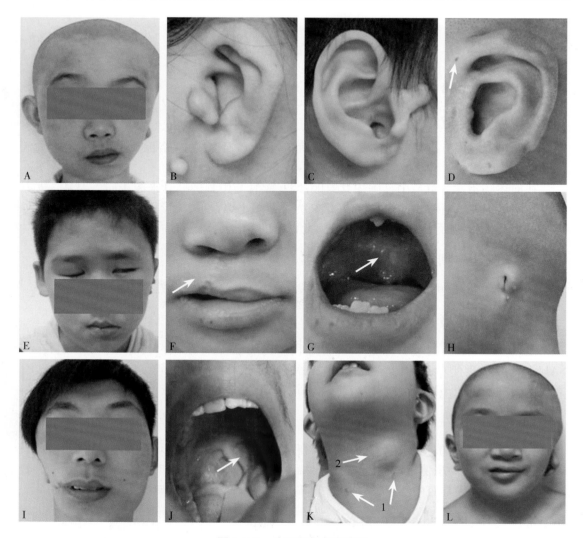

图 1-9-3　头面颈部多发畸形

A. 半面短小；B. 副耳与耳屏畸形；C. 耳屏畸形；D. 耳前瘘管；E. 周围性面瘫；F~H. 同一患者，唇裂畸形（已修复，F）、软腭畸形（G）、小耳畸形（Ⅴ度，H）；I. 大口畸形伴半面短小；J. 左舌腭弓、扁桃体未发育；K. 颈部鳃裂瘘管（1）与囊肿（2）；L. 斜颈畸形

八、颈部鳃裂瘘管或囊肿（或脓肿）（图 1-9-3K）

大部分起源于第二鳃裂（咽裂），属第一鳃裂的耳颈瘘管及囊肿较少见，第三、四鳃裂的瘘管及囊肿极少见。可以在颈部皮肤及咽内同时有内外瘘口，或仅有内瘘口或外瘘口；若两端均无开口，仅为残留于组织内的上皮腔隙，则因分泌物潴留而发展为囊肿，如再继发感染则成为脓肿，需待感染控制后手术彻底切除病灶，否则会反复复发。

九、斜颈畸形（图 1-9-3L）

表现为患侧的胸锁乳突肌增厚、紧张并缩短，头颈转向患侧，脸和下颌转向对侧，导致颈部活动受限。常发生于伴中外耳畸形的综合征中,严重者矫正难度大。

第五节　并　发　症

　　耳后脓肿、外耳道胆脂瘤、中耳炎(图 1-9-4)可以同时发生或单独发生,耳后脓肿需要及时处理,外耳道胆脂瘤与中耳炎可以根据病灶大小、序列手术安排、患儿年龄等选择手术时机,但总的来说,感染病灶需及时处理,控制感染或手术清除。

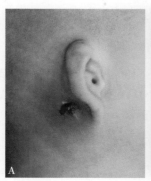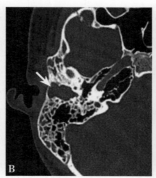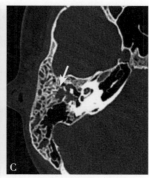

图 1-9-4　中外耳畸形并发症
A.耳后脓肿;B.外耳道胆脂瘤;C.中耳乳突炎

第六节　远位多发畸形

　　心脏畸形、肾脏畸形:可以有各种表型,作者尚遇有一侧肾脏无发育者。无症状者需 B 超检查才能发现。
　　手指和(或)足趾畸形(图 1-9-5):可以多指、少指。
　　并发远位器官畸形的原因在本篇第四章耳的胚胎发育与先天畸形中有探讨,并发心脏

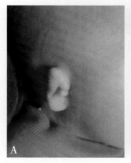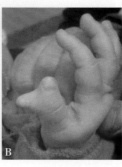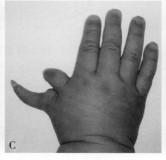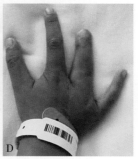

图 1-9-5　远位畸形(四肢畸形)
A.小耳畸形;B、C.多指畸形;D.缺指畸形
(A、B 为同一患者)

畸形可能与心脏和内中外耳组织来源及发育区域毗邻有关,而手指或足趾畸形可能与发育期两个发育区共同表达基因异常有关。

第七节　伴中外耳畸形的综合征

一、半面短小综合征

主要表现为一侧面部结构发育不良、短小(图 1-9-3A、I),因下颌骨、肌肉发育不良所致,同时有中外耳畸形、听力障碍,甚至面神经发育不良,表现为周围性面瘫。

二、Treacher-Collins 综合征(特雷彻·柯林斯综合征、鸟面综合征)

又称下颌骨颜面发育不全,主要表现(图 1-9-6A、B):①面部外观畸形:下眼睑呈 V 字型或下垂、眼睛下垂;颧骨发育不全或缺失;②中外耳畸形:小耳畸形及听力障碍;③鬓区发际线低;④小下颌,可致咽腔窄,睡眠呼吸暂停;⑤智力发育多正常。

三、Goldenhar 综合征

又称小儿眼 - 耳 - 脊椎综合征(OAVS)、下颌面骨发育不全 - 眼球上皮样囊肿综合征、眼 - 耳 - 脊椎发育不良综合征。是一种以眼、耳及颜面、脊柱畸形为主要临床症状的先天性综合征(图 1-9-6C)。60%~70% 发生于男孩,其临床表现较复杂,大多数病例只显示部分体征。约 10% 的病例智力障碍。

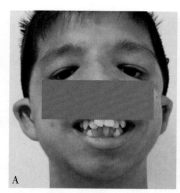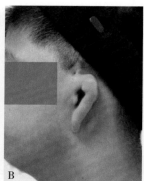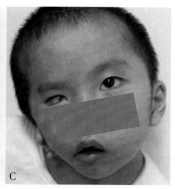

图 1-9-6　伴小耳畸形的综合征
A、B. Treacher-Collins 综合征;C. Goldenhar 综合征:中外耳畸形(小耳畸形)、听力障碍、角膜皮样瘤、斜颈

第八节　听　力　障　碍

一、表现

双侧先天性中外耳畸形者,因听力差,影响交流和学习。分为两种情况:①仅中外耳畸

形,双侧为传导性聋,当交流者提高说话声音后,患者能听清,并且吐词清楚。②合并有内耳畸形,表现为混合性耳聋或感音神经性聋,患者难以交流,并且吐词不清楚。

单侧先天性中外耳畸形者,日常交流尚可,但患侧对声源定位能力差、双侧听觉平衡感、立体声感觉差,常靠转头来弥补,严重的可导致假性"斜颈"、"斜视"等表现。

二、检查

从小耳畸形程度与言语交流状况,可初步判定听力情况(详见第一篇第七节),音叉检查可以定性(传导性聋或感音神经性聋),然后根据患者的年龄、畸形情况和交流反应状况选择听力筛查、行为测听或纯音测听,为避免单侧聋或双侧差别较大时的对侧影子曲线,选择 ABR 气导和骨导阈值测定,如为了解多频率听力状况,可以选做 ASSR(听觉稳态反应)检查。

三、纯音听力特点

作者在对 213 例(253 耳)先天性中外耳畸形患者纯音听阈特点分析中发现:

1. 耳聋分型

(1)传导性耳聋占 78.3%,即多表现为传导性耳聋。其中 0.5~4kHz 平均气导听阈 70dB 以下占 72.8%,55~70dB 占 51.6%,56~80dB 占 82.8%。

(2)混合性耳聋占 21.0%,混合性耳聋主要(72.9%)在 2KHz 处骨导听力轻度下降(阈值为 30.42 ± 7.84dB),实际仍以传导性聋为主。

(3)感音神经性耳聋占 0.8%。

2. 耳聋分级比例

轻度耳聋(26~40dB)占 1.5%,中度(41~55dB)11.0%,中重度(55~70dB)51.6%,重度(71~90dB)33.7%,极重度(>90dB HL)2.8%。以中重度及重度耳聋(55~90dB)为主,在传导性耳聋中占 86.4%,而其中 56~80dB 占 82.8%,图 1-9-7 为传导性耳聋 198 耳平均纯音听力图。

四、纯音听阈在中外耳畸形评估中的作用

1. 纯音听阈与小耳畸形程度的关系 作者在分析小耳畸形程度与听阈值的关系中发现畸形程度与听力呈正相关,即小耳畸形越重,听力越差,纯音听阈值越高(表 1-5-2)。

2. 纯音听阈与卵圆窗、镫骨、锤砧骨发育畸形的关系

作者统计 53 例(53 耳)行外耳道再造与鼓室探查成形手术明确有或无卵圆窗发育的先天性中外耳畸形患者,数据显示卵圆窗发育组与无发育组术前在 0.5~4kHz 纯音或条件反射测听平均气导听阈分别为 73.1dB 和 64.7dB,相差 8.4dB 有统计学差异($P<0.05$)。各频率平均气导听阈见图 1-9-8,各频率的平均气导阈值及两组间的差异比较 P 值见表 1-9-2。在 1kHz、2kHz、4kHz 两组有统计学差异($P<0.05$)。在 4kHz 以下,卵圆窗未发育组的气导阈值在 70dB 以上(除 4kHz68.5dB),而卵圆窗发育组在 70dB 以下(除 0.25kHz 72.3dB),两组听力曲线形态相似,在 0.25kHz 阈值最高。

我科前期对单纯先天性中耳畸形的听力学特征分析显示:在 0.5~2kHz,锤砧骨畸形、镫骨固定与卵圆窗和(或)圆窗畸形平均纯音气导听阈值依次上升,分别为 57dB、60dB、67dB 左右,但无统计学差异($P>0.05$);而 >2kHz 三组依次为 47dB、64dB、62dB 左右,第一组与后

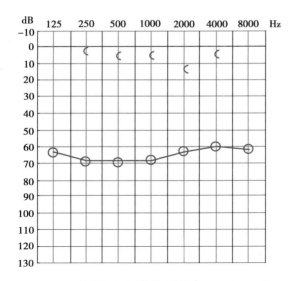

图 1-9-7 中外耳畸形传导性聋 198 耳平均纯音听力图

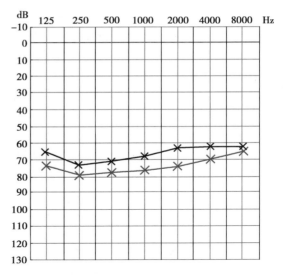

图 1-9-8 卵圆窗有、无发育组各频率平均气导听阈图

蓝色:卵圆窗发育组;红色:无卵圆窗发育组

表 1-9-2 卵圆窗有、无发育组间各频率纯音听阈比较表

	0.125k	0.25k	0.5k	1k	2k	4k	8k	0.5~4kHz平均阈值
无卵圆窗发育组	72.9	78.2	76.5	74.7	72.6	68.5	63.5	73.1
有卵圆窗发育组	63.6	72.3	69.3	66.5	61.8	61	61.2	64.7
P 值	0.008	0.155	0.051	0.017	0.003	0.0068	0.593	0.006

两组间有统计学差异($P<0.05$)(表 1-9-3),后两组彼此间无差异(从运动力学角度看:镫骨固定与卵圆窗未发育其实是等效的)。此外,卵圆窗和(或)圆窗畸形者气导阈值在 60~80dB。

表 1-9-3 先天性中耳畸形 104 例(140 耳)听力学检查结果(摘自参考文献 54)

分组	畸形数	0 5、1、2kHz	>2kHz
听骨链畸形 (砧镫骨 + 锤砧骨)	141	57.25 ± 10.20	47.44 ± 16.27
镫骨畸形	34	60.28 ± 12.25	63.78 ± 14.52*
圆窗和(或)卵圆窗畸形	25	66.70 ± 11.64	61.96 ± 15.28*

*:$P<0.05$

综上所述总结:

1. 先天性中外耳畸形比单纯先天性中耳畸形纯音气导听阈值要高,无卵圆窗发育组高 5~11dB,有卵圆窗发育组比锤砧骨畸形组高 7~13dB。分析其原因:先天性中外耳畸形较单纯先天性中耳畸形多了外耳道闭锁或狭窄,从听觉生理上看,外耳道在声波传导中的增益作用就是 11dB 左右,两者的听阈值差异正好在此范围内。

2. 先天性中外耳畸形与单纯先天性中耳畸形纯音听阈值的特征趋势是一致的，0.5~4kHz 呈上升型曲线，高频(2kHz 以上)阈值低，低频阈值高(图 1-9-8)；无卵圆窗发育(或镫骨固定)听力最差，平均纯音气导阈值在 60~80dB，在 2kHz、4kHz 与有卵圆窗发育组差别明显。

3. 锤砧骨畸形较无卵圆窗发育(或镫骨固定)听力减退轻，纯音气导听阈水平在 60dB 左右。

所以，根据纯音气导听阈水平可以初步判定(评估)先天性中外耳畸形程度，尤其是听骨发育状况：阈值 60dB 以下锤砧骨畸形可能性大，70dB 以上，尤其是 73dB 以上，高度怀疑镫骨底板固定或卵圆窗未发育。如再结合小耳畸形的程度，更有利于判定中耳畸形程度及术后可能获得的听力改善效果。再通过颞骨 CT 了解中外耳发育、乳突气化、中耳腔隙、面神经走行及内耳发育情况，评估手术操作可行性和难易程度。

五、先天性中外耳畸形的 Jahrsdoerfer 评分

1. Jahrsdoerfer 评分标准 Jahrsdoerfer 评分一直被用作先天性中外耳畸形的术前评估，其评分标准见表 1-9-4。但受 CT 扫描层厚、清晰度及阅片者水平的影响，准确度受限，从而影响可靠性。

表 1-9-4 Jahrsdoerfer 评分标准

序号	评分项目	得分	序号	评分项目	得分
1	镫骨存在	2	6	乳突气化良好	1
2	卵圆窗未闭锁	1	7	砧镫连接	1
3	中耳空间好	1	8	圆窗发育	1
4	面神经发育	1	9	外耳形状好	1
5	锤砧骨连接	1	10	总分	10

2. Jahrsdoerfer 评分与中外耳发育及纯音听阈的关系 根据上述 53 例(53 耳)统计的数据，Jahrsdoerfer 评分 7 分以下(含)卵圆窗未发育组占 83.3%，而卵圆窗发育组仅占 35.7%，Jahrsdoerfer 评分及其与 0.5~4kHz 平均纯音气导听阈比较见表 1-9-5。

表 1-9-5 卵圆窗有、无发育组 Jahrsdoerfer 评分与平均纯音气导听阈比较表

评分	有卵圆窗组	平均听阈(dB)	无卵圆窗组	平均听阈(dB)
≤5	4(14.3%)	64.7	6(50.0%)	69.6
6	2(7.1%)	50.6	1(8.3%)	70
7	4(14.3%)	66.3	3(25%)	67.5
8	8(28.6%)	64.6	2(16.7%)	68.8
9	10(35.7%)	64.9		
10	0	0	0	0
总计	28		12	

Jahrsdoerfer 评分能反映中外耳畸形程度,评分高发育程度好。但是从表 1-9-5 可见评分高低(发育好坏)与平均听阈值间无明显程度梯度关系,也即从 Jahrsdoerfer 评分的高低无法评估纯音听阈水平,反之从纯音听阈水平也无法评估 Jahrsdoerfer 评分的高低。

六、纯音听阈法与 Jahrsdoerfer 评分法对先天性中外耳畸形评估作用的比较

从以上分析可以看出:

1. 纯音听阈与 Jahrsdoerfer 评分都可以反映中外耳畸形的程度,但纯音听阈更有意义。从纯音听阈水平可以初步评估先天性中外耳畸形发育状况,尤其是听骨与卵圆窗的发育情况,还可从纯音听阈水平初步判定畸形部位和程度及术后效果评估。Jahrsdoerfer 评分亦可反映中外耳畸形程度,但不能判定纯音听阈水平。而实际上纯音听阈水平是所有中外耳结构畸形所产生的综合性功能结果,更具有实际意义。

2. 纯音听阈比 Jahrsdoerfer 评分更直接、可信,当然,前提是获得准确的纯音听阈检测结果,配合良好的患者和有经验的检测者是容易实现的,在单耳畸形者对侧掩蔽好、并可以通过客观的脑干诱发电位阈值等进行验证,从而获得准确度高、可信度高的纯音听阈结果。而 Jahrsdoerfer 评分是以颞骨 CT 为基础的,受 CT 扫描层厚、清晰度及阅片者水平的影响,评分时经常会有不确定的情况。有些镫骨结构在 CT 片中可见者,在实际探查中表现为无底板结构的小骨柱,产生的听力差异明显。

3. 纯音听阈比 Jahrsdoerfer 评分更简便、损伤小。纯音听阈检查相对简单、Jahrsdoerfer 评分需行 CT 检查,有辐射,尤其对婴幼儿是不可忽视的因素。

综合以上数据和分析可以看出:纯音听阈法和 Jahrsdoerfer 评分法均能反映先天性中外耳畸形的畸形程度,但纯音听阈法更简单、直接,反映的是综合功能结果。Jahrsdoerfer 评分高低与纯音听阈水平不能互相进行评估。纯音听阈可以取代 Jahrsdoerfer 评分对先天性中外耳畸形发育状况做出更简单、直接、有效的评估,值得临床推广应用。

第十章

诊　断

对先天性中外耳畸形患者的诊断,可以按照由内向外或由外向内的顺序依次列出,同时加上其他多发畸形、合并症或综合征,如住院治疗以住院时处理的主要问题为首要诊断,后面按顺序依次列出,为以后的病例统计分析提供方便。

初步诊断

1. 先天性小耳畸形(侧别,程度)。

2. 先天性外耳道闭锁(侧别)**或先天性外耳道狭窄**(侧别)。

3. 先天性中耳畸形(侧别)**或列出具体病名**(如锤砧骨畸形)

需了解以下情况:①听力水平:可以初步评估中耳发育情况,对于听力解决方案的选择具有重要的指导意义;②听骨链发育情况:畸形情况;③鼓室腔发育情况;④乳突气化情况;⑤咽鼓管发育情况。

在实践中作者不采用 Jahrsdoerfer 评分,其原因为:①测听准确的纯音听阈水平能反映中耳听骨链的发育、功能情况;②Jahrsdoerfer 评分中卵圆窗、圆窗发育与颞骨 CT 显示层面、清晰度、判读者的阅片水平等因素密切相关,具有不稳定性。

4. 面神经发育及走行情况　有无面瘫。

5. 感染病灶　如外耳道胆脂瘤、中耳胆脂瘤、耳前瘘管(有无感染?)。

6. 其他并发畸形　如副耳、耳屏畸形、面颈部及远位器官畸形。

7. 伴中外耳畸形的综合征。

第十一章

治疗方法概述

先天性中外耳畸形综合治疗方法主要分两大部分:改善外观和听力重建,每一部分均有多种方法(图 1-1-1),本章为概述,在下文中分两篇详述,并单列一篇详述序列治疗方案的选择。

改善外观有四种方式:耳廓再造、义耳、耳再生和耳廓矫形器矫形。其中耳廓再造方法多种多样,耳再生包括组织工程耳再生和 3D 生物打印耳再生。

改善听力的方法分为两大类:①手术重建听力;②助听装置改善听力。要根据患者发育情况、听力水平、经济状况及医生水平与医院条件进行选择。

1. 手术重建听力 包括外耳道再造术(或外耳道扩大成形术)、鼓室成形术、镫骨底板切除术、内耳开窗术或半规管开窗术等,半规管开窗术因效果并不理想、风险大,且现在助听装置效果好,已不用。

2. 助听装置改善听力 包括气导式和骨导式两种助听器、骨锚式助听器(BAHA)、骨桥、振动声桥和人工耳蜗。因先天性中外耳畸形患者内耳多发育正常,极少有需要应用耳蜗的情况,所以本书对人工耳蜗不做详细阐述。

第二篇

外观解决方法

第一章

耳廓再造术

先天性中外耳畸形改善外观有四种方法：耳廓再造、义耳、耳再生和耳廓矫形器矫形，目前主要方法是耳廓再造术。

第一节　耳廓再造术的方法与分类

耳廓再造需要有耳廓支架和覆盖支架前后面的皮肤，再造的方法有多种分类方式：

一、按耳廓支架材料分

有自体肋软骨支架、人工材料支架和组织工程耳廓支架。

目前主要应用自体肋软骨支架和人工材料的 Medpor 支架，组织工程耳廓支架尚未应用于临床。作者统计国内 1996~2016 年（20 年）"耳廓再造"65 篇文献，其中采用自体肋软骨支架 10 827 例（93.3%），Medpor 支架 731 例（6.3%），其他 49 例（0.4%）（包括混合骨、人工材料和软骨复合支架）；国外经 Pubemd 统计 2008~2018 年（10 年）53 篇文献，其中采用自体肋软骨支架 5426 例（96.3%），Medpor 支架 194 例（3.4%），其他 17 例（0.3%）。各种耳廓支架的优缺点见表 2-1-1。

表 2-1-1　各种耳廓支架的优缺点比较

比较项目	相容性	韧性	效果	手术年龄要求	手术时间	患者心理感受	供区损伤	临床应用
自体肋软骨支架	好	好	依赖术者的雕刻技术	有	长	好，自体组织	大，有并发症风险	广
Medpor 支架	好	硬度大	术前已塑形	无	短	欠佳，异物	无	少
组织工程支架	好	好	术前已塑形	无	短	好，自体组织	无	无

自体肋软骨因相容性、韧性好，易于雕刻及患者心理感受好而被广泛应用。但有供区损伤（疼痛、瘢痕、畸形）、可能的并发症（血气胸）、效果完全依赖于术者的技术以及因需要一定的量和韧度而限制了手术时间（年龄）、因为雕刻支架使手术时间显著延长等问题。

人工材料目前应用最多的是 Medpor。Medpor 支架虽形态逼真、组织相容性好、节省手术时间,但因硬度大、无弹性,受压后易引起表面皮肤破裂、感染、支架外露,很难维持终身,致其应用受限,所以多在无法使用自体肋软骨时应用。

组织工程耳廓支架(仿生)集中了上述两种支架所有优点,且避免了所有缺点,是耳廓再造最理想的目标支架,已在小鼠体内试验,并进入临床试验阶段。但因组织工程支架内芯为可降解材料,其降解速度较植入的软骨细胞再生速度快,在自体软骨细胞尚未覆盖、替代内芯支架前,内芯支架已降解,致使再造耳廓形态难以维持,尚未能应用于临床。

二、按覆盖支架的皮肤软组织分

有皮肤扩张法和直埋法。

1. 皮肤扩张法　近年来,采用皮肤扩张法在残耳后获得"额外"皮瓣,从而使再造耳廓的色泽、质地、感觉功能恢复均较好。又根据扩张皮瓣全部或部分包裹耳廓支架而分为"全包法"和"半包法"。半包法耳后皮肤缺损区需要游离植皮覆盖。

2. 直埋法　是将再造耳廓支架直接埋植在残耳后分离的皮瓣下。此法节省时间和费用,但通常皮瓣较厚,效果欠佳。根据作者的临床观察,对部分皮肤张力较大者,植入的软骨支架长时间受压后有支架软骨被吸收、缩小,甚至变形表现。所以,只适用于局部皮肤薄而松弛、希望节省时间的患者。

经典的 Tanzer-Brent 与 Nagata 耳廓再造方法,原则上都属于直埋法。经典的 Tanzer-Brent 法包括耳垂转位、耳廓软骨支架植入(直埋法)、立耳(耳颅角成形)、耳屏再造四期完成全耳廓再造;而 Nagata 法分两期完成全耳廓再造,将 Tanzer-Brent 的第Ⅰ、Ⅱ、Ⅳ期并成第一期完成了。

三、按时间分为一期法和分期法

1. 一期法　如直埋法,省时、经济,但通常效果欠佳。

2. 分期法　如皮肤扩张法,耗时长、费用高,但效果通常更好,可分二至四期。

相对来说,目前效果较好的方法是皮肤扩张、自体肋软骨支架植入分三期耳廓再造术。三期手术分别为:第Ⅰ期耳后皮肤扩张器埋置术,在残耳后乳突区皮下埋置皮肤扩张器,并注水;第Ⅱ期自体肋软骨耳廓支架植入耳廓再造术;第Ⅲ期再造耳廓修整、耳屏耳甲腔再造术。可在第Ⅲ期手术同期完成听力重建手术,这样可以减少手术次数、节省费用与时间。听力重建手术包括外耳道再造或成形术、鼓室成形术、镫骨底板切除术、内耳开窗术或助听装置植入术。助听装置植入也可在第Ⅱ期手术时同期进行。听力重建手术能否与第Ⅱ期和第Ⅲ期手术同期完成要根据再造耳廓的血供情况来决定。

因为部分患者残耳后发际线低,可供扩张、进行耳廓再造的皮肤量少,需要应用毛发区的头皮,致再造耳廓后上方会有毛发,所以要进行脱毛处理。脱毛在分期手术启动前进行较耳廓再造完成后进行更好,可以避免损伤再造耳廓。

上述手术分期对大部分患者适用,本书按此进行叙述。但也有部分有感染病灶并存的患者,在耳廓再造术开始前要先进行处理,见第四篇第五章伴感染病灶的先天性中外耳畸形序列治疗方案的选择。

第二节　手术时机

关于耳廓再造的手术时机(年龄问题)存在争议,有的认为在学龄前较好,有的认为在学龄期较好,戚可名等根据国人耳廓发育调查情况认为13岁后较合适,作者统计分析204例(245耳)采用耳后皮肤扩张半包法完成的耳廓再造手术的患者资料,并对效果按年龄进行了统计分析,总结得出10~15岁(12岁左右)效果最好(详见本章第十节再造耳廓效果评定标准)。从临床操作中观察肋软骨的发育情况,无论肋软骨大小(量)还是韧度,10~15岁都是比较好的时期。

但从心理需求来看,越早越好。一般儿童6岁入小学、接触新群体,为兼顾患者的心理需要和不耽误上学时间,作者早期在患儿入小学前一年(5~6岁)即开始手术,理由:①6岁以后患儿开始有明显心理压力,易产生自卑心理,不利于社会生活和性格养成;②耳廓大小已达成人85%左右,且再造耳廓能与对侧正常耳一样随年龄增长,两耳成年后相差不大;③肋软骨发育在量上已可满足需求;④分期手术需时较长,需要近一年时间完成全部手术及术后恢复。但是,在观察、随访10余年后统计结果显示,5~6岁手术不如10~15岁(12岁左右)效果好,有些再造耳廓在2年后发生明显变形。分析其原因与肋软骨韧性及软骨拼接有关,尤其耳轮,拼接后容易变形,术后初期形态尚可,但长期维持较难。

所以,手术时机的选择应在效果最佳时间的基础上,兼顾患者的心理需求和生理发育。年龄10~15岁也不是绝对的,有些患儿发育快,8岁左右与正常10岁相仿,而有些可能12岁与8岁大小相近,作者一般选择患儿身高1.45米左右,此时肋软骨量和韧度都比较合适。从作者的实践来看,5~6岁肋软骨量通过拼接也可以完成手术,但大多数患者5岁与6岁时的肋软骨大小和韧度有明显差异。因此,对一些有明显心理障碍的患儿,如拒绝见陌生人、抗拒与人交流、见人就遮耳等严重影响心理障碍的患者要提早手术,可6岁开始,以"牺牲部分效果来换取心理治疗"。作者希望通过研发简单黏附义耳在等待最佳手术期佩戴,以避免对患儿造成心理影响。

第三节　强脉冲光脱发技术

1. 脱发需求　目前,耳廓再造术是解决先天性小耳畸形患者外观问题的主要方法,此法需要应用残耳后扩张皮瓣或非扩张皮瓣覆盖耳廓支架进行耳廓再造,部分患者因发际线低、残耳后正常皮肤量少,致再造耳廓后上部有头发残留,影响外观。所以,此类患者为达到美观效果,在手术前进行脱发,以获得足量的无毛发皮肤区(图2-1-1)。

2. 强脉冲光脱发原理　强脉冲光脱毛(发)是目前应用比较广泛的脱毛方法,强脉冲光可以使毛囊中富含黑素细胞吸收光子的能量并转化为热效应,对毛囊产生不可逆的损伤,从而使毛发停止生长。毛发生长具有周期性,分为生长期、退化期和休止期3个阶段,且头发85%处于生长期。只有生长期毛发的毛囊富含黑素,因此强脉冲光治疗对此期的毛发有效,且多次治疗才能取得良好效果。每次治疗间隔4~6周,可以使更多的毛发处于生长期内而增加脱发效果。且毛发越粗黑,对强脉冲光能量吸收越多,毛囊产生不可逆的损伤越重,效果越好,相应的治疗次数越少。

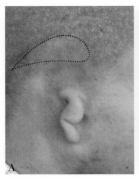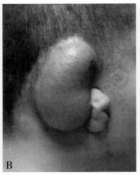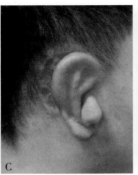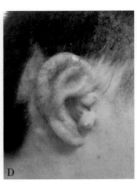

图 2-1-1 脱发后与未脱发再造耳廓效果对比图

A~C. 耳廓再造术前脱发，A. 脱发区；B. 扩张皮瓣区无毛发；C. 再造耳廓无毛发；D. 术前未脱发，再造耳廓有毛发

3. 脱发时机 有以下三个时机：①Ⅰ期扩张器埋置术前；②Ⅰ期扩张器埋置术后、皮肤扩张期间；③Ⅲ期耳廓再造后。

第一个时机，Ⅰ期扩张器埋置术前脱发，相对安全，对操作人员技术要求不太苛刻，即使脱发过程中不慎出现皮肤损伤，可待其修复后，再进行下一步处理。但是，该时机的缺点及难点是脱发范围的确定，如果范围过大，术后可能会有秃发区；范围小，则再造耳廓表面仍有毛发残留，会影响效果。但范围宁可小而不能大。

第二个时机，皮肤扩张期间的脱发，扩张后皮肤菲薄，毛囊位置较浅，单位面积毛囊数量少，毛囊之间距离增大，可以更好地破坏毛囊，减少并发症的发生。但是该时机对技术要求高，操作人员必须熟悉扩张期间皮肤的特性、对扩张皮肤的脱发经验丰富，准确观察脱发后的皮肤变化，调整好工作能量。如果能量低毛发脱不干净，能量高可能会对扩张皮瓣毛细血管造成损伤，不利于扩张皮瓣手术后的存活，甚至造成埋置扩张器破裂，导致手术失败。

第三个时机，耳廓再造后脱发，脱发范围较易掌控，脱去再造耳廓上的毛发即可。但自体肋软骨支架已植入，脱发过程中如程度控制不好，可造成软骨支架损伤或表面皮瓣坏死、支架外露、感染，致手术失败。此外，再造耳廓皮肤表面不平，耳后沟部比较隐蔽，脱发比较困难。作者主张在Ⅰ期扩张器埋置术前脱发较好。

4. 强脉冲光脱发方法 耳后皮肤扩张器埋置术前 3~5 个月开始第一次强脉冲光脱发处理。一般选择对侧耳廓大小作为参考范围，以纸片或胶片画出模型，在患侧相同位置画出脱发区域轮廓，然后在该区域剃发。脱发区等于或略小于画出的范围线，不能扩大，避免造成秃发区。然后洗头，75% 酒精或碘伏消毒脱发区，涂冷凝胶，操作人员戴防护眼镜，强脉冲光脱毛机开机后调整好参数，Ⅰ期扩张器埋置术前脱发，根据患者毛发密度、色泽及直径选择治疗参数，将脱毛治疗头置于头皮上，轻压皮肤，先发射一个光斑，观察皮肤反应，再逐步上调能量及其他参数，直至皮肤出现轻微发红且稍感疼痛为宜。以此参数依次进行局部照射，两光斑之间约有 1/3 重叠，避免遗漏。每次间隔 4~6 周，共 3~5 次即可完成脱发。一般 3~5 个月可以完成脱发并使皮肤恢复完好，最后一次脱发一个月后开始接受耳后皮肤扩张器埋置手术，并依次完成耳廓再造及再造后相关手术。

5. 效果 从作者的病例看，强脉冲光对Ⅰ期扩张器埋置术前的脱发效果良好（图 2-1-1），局部脱发彻底,安全性高,无明显并发症,值得临床推广。

6. 不良反应及处理　治疗后的不良反应有毛囊周围皮肤轻度红斑,轻度灼痛感,治疗时均可忍受,一般可自行消退,若皮肤充血或灼痛感较重,可予以冰袋冷敷,注意防晒,防止发生色素沉着。

第四节　耳后皮肤扩张器埋置术(Ⅰ期)

皮肤软组织扩张术是临床重建外科中被广泛应用的一种获得"额外"皮瓣的方法,是将皮肤软组织扩张器埋置于正常皮肤软组织下,通过注射壶向囊内注射液体,用以增加扩张器的容量使其对表面皮肤软组织产生压力,使组织和表皮细胞分裂增殖及细胞间隙增大,从而增加皮肤面积,利用新增加的皮肤软组织进行体表组织缺损的修复和器官再造的一种方法。先天性小耳畸形患者,局部完好皮肤较少,但对再造耳廓的外观起决定作用,局部皮肤扩张后获得的额外皮肤与周边皮肤颜色、质地相同,比转移皮瓣、植皮效果更好,也无供区组织缺损。

第Ⅰ期耳后皮肤扩张器埋置术是在残耳后乳突区皮下埋置皮肤扩张器,通过向扩张器内逐渐注水,使其表面皮肤扩张,从而获得"额外"皮肤,同时使扩张皮瓣有充足的血液供应,再进行耳廓再造。因其属前期手术,且手术过程相对简单,所以专文讨论较少,多是在耳廓再造手术时简单提及。事实上,因扩张器在体携带时间长,容易导致感染、皮瓣坏死、扩张器破裂等并发症,其成败是后续手术得以完成的基础,而其埋置位置和深度等对最终手术效果起关键作用。

首先明确两个名词"置入"与"植入"的差异:因本手术为后续手术的前期手术,扩张器埋置后2~3个月后取出,且其本身在体内不存活;而"植入"通常给人的感觉是永久植入体内,且存活。因此针对本手术作者认为采用"置入"比"植入"更为合适。

一、术前准备

1. 术区准备　剃半头或全头,检查术区头皮内有无疖肿、青春痘、皮肤病等,如有要尽早处理,待其恢复后再开始手术。

2. 用药准备　预防用抗生素皮试,一般术前2小时或术中使用一次,术后用1~3天。术前止血药可用或不用。

3. 扩张器的选择　50ml肾形扩张器已能满足大多数再造耳廓前面皮肤的需求,也可用80ml和100ml扩张器,虽然扩张速度和面积增大,但因耳后区可利用的皮肤面积有限,扩大的毛发区效果欠佳;另一方面因置入大容量扩张器,头皮分离面积大,术中术后出血增多。所以要根据每位患者的情况进行选择,尤其是对侧耳廓的大小。

二、体位

患者平卧位,头偏术耳对侧。

三、麻醉

可用局麻或全麻,全麻费用高一些。难以主动配合手术的患儿(如5~8岁)、过度焦虑或双耳手术者一般采用全麻＋局麻,能主动配合手术的患儿或成年人可采用局麻。主要根据患者的心理承受力、配合能力及家庭经济状况来决定。对小儿患者,如不受经济条件限制,最好采用全麻,以免手术对患儿造成心理影响,术中常难以配合。

术区局麻应用肿胀麻醉技术,采用 0.5% 利多卡因(10ml 2% 利多卡因、肾上腺素 0.3ml、生理盐水 30ml 一侧),单用局麻者可加入 4% 碳酸氢钠 3~5ml。加入肾上腺素可以减少出血、延长麻醉时间,同时加入碳酸氢钠,可以减轻疼痛(可能机制:降低酸度,提高 pH 值,提高了局部痛阈),作者应用此法取得良好效果。

四、消毒、铺单

因为扩张器在体内维持 2~3 个月左右,所以本手术无菌要求较高,对儿童患者采用 1% 碘酒,75% 酒精 2 次消毒术区;对成人,尤其术区周边有青春痘、皮肤小毛囊炎者,用 2% 碘酒,需要注意的是,碘酒不能消毒面部,尤其儿童患者,易引起皮肤烧伤、着色。

铺无菌巾单、包头,最好采用贴膜袋,尽可能保证无菌操作。

五、手术步骤

1. 画手术范围线及切口线 用无菌画线笔或亚甲蓝沿扩张器外缘线外 3~5mm 画出轮廓线及扩张壶置入位置;切口设于耳后发际线内约 1.5~2.5cm,纵行,长约 3~4cm(图 2-1-2A)。也可在术前画好,用碘酊固定,以防消毒时擦除。

扩张器埋置位置 耳后扩张器埋置的位置要根据对侧正常耳廓位置及患侧颞骨发育的情况来决定,扩张器埋置高度要较对侧正常耳位置稍高,前方位置也以对侧为参照标准。如果双侧畸形,以颞骨发育情况为主要标准,确定外耳道口位置,再结合面部整体轮廓情况进行定位。

2. 肿胀麻醉 用上述 0.5% 利多卡因沿手术范围线内注射,至局部肿胀隆起。仅用局麻者,先自下向上沿手术范围线一周注射,可避免多余疼痛。若为全麻可不关注注射顺序。

3. 切开、分离 沿切口线切开达头皮下,自头皮内分离,有毛囊区将毛囊根部保留在分离皮瓣上,保持分离平面与分离方向一致,宽度达分离范围线。

分离深度 在皮下层,具体分离深度与局部皮肤厚度相关。皮瓣不能太厚,否则影响再造耳廓的形态效果,原则上皮瓣越薄,包裹耳廓支架后,形态效果越好,但如果皮瓣太薄,扩张过程中容易破裂,耳廓再造时如果皮瓣蒂部不够宽,易导致缺血坏死,得不偿失。但分离厚度是一个“经验决定”因素,只有具备一定临床经验的医生才能感受和体会,硬性规定从哪一层去分离意义不大,即使规定从哪一层分离,如果无经验和体会,操作上也很难执行到位。

作者体会:肿胀麻醉层基本上决定了分离层面。采用刀片比剪刀更容易掌控分离层面。小儿皮瓣可稍厚,成人尽可能薄。需脱毛发区域,在毛囊根部分离,从内侧面削去毛囊层(否则再造后毛发在皮下生长),这样既达到了薄层皮瓣需求,又能消除皮瓣上的毛发,达到美观的效果。

4. 扩张器埋置 彻底止血后,检查 50ml 或 80ml 肾形扩张器无渗漏,埋置于残耳后分离皮瓣下,同时置入引流管 1 根(头皮针管)。

5. 缝合、包扎、引流 分层间断缝合皮肤、皮下组织层,检查引流管密封性好、引流通畅。皮瓣表面覆盖油纱后，无菌敷料包扎，术毕。

6. 特殊情况的处理

（1）**残耳过大**：残耳过大或如作者Ⅴ度分法中的Ⅱ度患者，为避免Ⅱ期耳廓再造时分离范围过大，影响皮瓣蒂部血供，可以在扩张器埋置前，按Ⅱ期手术需求对残耳进行修整，因为到第Ⅱ期手术仍需2~3个月，相当于完成了一次延迟手术。自残耳中部剖开，设计预留再造耳垂，上部残耳内软骨分离取出，切口间断缝合。

（2）**耳前瘘管**：对于未感染过的耳前瘘管，为避免后发感染或术中切断瘘管污染术区，可以在扩张器埋置前先切除，将术野用碘伏或75%酒精消毒后，再行扩张器埋置术。如已有感染的瘘管，必须先行瘘管切除术，待完全恢复后，再安排第二次手术行扩张器埋置术。

六、手术注意事项

1. 术前务必确认手术区无感染病灶存在，如头皮疖肿、青春痘、活动期的银屑病。
2. 置入扩张器皮瓣面，一定要展平、无皱褶，否则在加压包扎期容易压迫致皮瓣破裂。
3. 术毕检查引流管，务必引流通畅、固定良好。
4. 关于术中注水：部分术者主张术毕扩张器中注入5~10ml生理盐水，理由是起压迫止血作用。作者的体会：如果术中止血不彻底，5~10ml生理盐水压迫止血作用甚微，而且水的存在会对切口产生张力，影响愈合，另一方面妨碍判断术后是否有积血，所以作者主张术中不注水。

七、术后处理与注水

1. 引流 术后保持负压引流通畅，观察引流量及颜色，引流量不同患者情况不同，一般10岁以上或成人患者，引流量较多，作者的患者中最多的在术后1~2天可达100~200ml/天，最少的仅在引流管内有少许淡黄色血清。引流时间4~5天，有时引流量虽不多，但拔管后会有渗出。

2. 止血 使用止血药1~3天，颈部冰敷15~20分/次，4~5次/天，止血效果佳。

3. 局部情况观察 术后要经常了解患者术区感觉，有无胀痛、疼痛加剧；包扎敷料有无渗湿，换药时查看皮瓣颜色有无苍白、红肿，了解皮瓣表面张力大小。有时血肿、尤其仍有活动性出血者，疼痛明显，需要及时处理，否则容易引起皮瓣缺血性坏死。

4. 注水 术后7天左右开始第一次注水，生理盐水8~10ml，以后2~3次/周，3~8ml/次，每次注水量以患者局部无不适感觉、皮瓣颜色在按压变白、松手后迅速恢复正常为标准。注水总量为扩张器总容量或超出10~20ml，注水结束后（图2-1-2B），维持扩张1个月左右行Ⅱ期手术。第1~2次注水后，退出头皮针头时，在注射壶表面和皮下组织之间吸出残留的积血或淡黄色血清，量少的也可不用抽吸，可待其慢慢吸收。

5. 拆线 术后9~10天拆线。

八、术后常见并发症及处理

1. 血肿 术后要经常了解患者术区感觉，尤其在敷料包扎期，如无渗血，主要通过患者有无胀痛及疼痛加剧，来判定是否有血肿。如果存在上述症状，尤其仍有活动性出血、疼痛明显者，要及时在相对无菌的换药室打开敷料，查看皮瓣颜色有无苍白、红肿、淤血、青紫，了

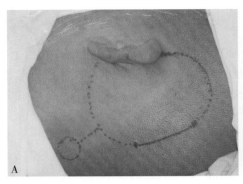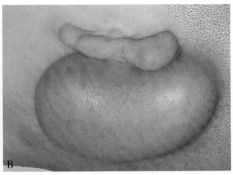

图 2-1-2　耳后扩张器埋置与注水扩张
A. 手术分离范围线与切口线；B. 注水扩张后

解皮瓣表面张力情况。血肿持续增大，容易引起皮瓣缺血性坏死，此时要拆开一针缝线，将血块挤出，并用手掌压迫止血 5~10 分钟。如果清除血肿后仍有明显的活动性出血，有断端小血管可能者，需进手术室取出扩张器止血。手术时血管止血较好的，多可经压迫止血控制。如果血肿张力大，已引起局部皮瓣缺血性坏死、甚至小穿孔，应立即取出扩张器，复位皮瓣，待愈合后，约 3 个月左右再重新手术。

　　作者的体会：术后颈部冰敷止血效果很好。如果术中止血彻底、引流 4~5 天，且引流通畅，加上颈部冰敷，极少发生血肿。关于止血药，需要进行观察，并非每种止血药都效果好，有些凝血酶使用后容易出现血肿。

　　2. 皮瓣破裂、扩张器外露　扩张皮瓣破裂多在扩张器受力较大的下部，或扩张器折叠成角的部位，前者与皮瓣分离较薄或注水太快、压力过大有关。所以手术时扩张器外侧面铺平、无皱褶及无成角很重要，分离皮瓣厚度要适中（前面提到与术者经验有关），注水要循序渐进，不能突然注水量太大。

　　作者的患者中有 3 例发生皮瓣破裂，但无一例感染，并且都顺利完成Ⅱ期耳廓再造手术。一例是在注水完成后 17 天出现了皮瓣破裂，立即进行了手术；另外两例注水完成后 30~40 天，来院时已见约 1cm 大小穿孔，均顺利完成手术，术中皮瓣设计避开破损区，囊腔无感染表现，以碘伏多次消毒、生理盐水反复冲洗。

　　3. 切口裂开　有一例切口裂开患者，因拆线过早，尤其是青年男性患者，头皮较厚、张力大，10 天左右拆线较可靠。此外，血肿、注水过快，都可能导致切口愈合不良而裂开。

　　4. 扩张器不扩张　扩张器置入后因破裂、漏水，或连接管扭曲、压迫等，致生理盐水不能注入。一旦明确诊断破裂者应立即进行手术更换，所以置入前检查扩张器是否完整很重要。连接管扭曲、压迫的，可以先尝试触摸扭曲部位，并转动位置，无法成功的，需要进行手术处理。

　　5. 感染　扩张器在体内存留长达 2~3 个月，且手术、注水过程如无菌观念稍有疏忽，就有感染可能。而Ⅱ期耳廓再造手术应用到离体肋软骨支架，血供欠佳，所以术腔感染是大忌。因扩张囊腔密闭、且皮瓣有一定厚度，耳后无毛区小的，几乎是头皮囊袋，所以轻微感染有时难以发现；明显感染者，表现为扩张皮瓣充血、呈暗紫色、皮温升高，腔内积液甚至积脓，但因扩张器充水，难以识别，如局部疼痛不明显，很难发现，只有到Ⅱ期手术切开时才能发现积液或积脓,此时需延期手术。如早期发现感染,可全身应用抗生素,局部通过引流管抗生素冲洗,如果感染较重,积脓较多者,作者认为最好取出扩张器,控制感染后 3 个月左右再重新手术较可靠。

总结本手术成功的关键是:定好位、控制好分离层面、彻底止血、放置平整扩张器、引流通畅、注水扩张循序渐进,当然前提是无菌操作。

九、作者病例统计结果

作者统计了 2006.7 至 2012.12 完成的 204 例(245 耳)耳后皮肤扩张器埋置术及各种并发症,包括 5 例血肿,1 例切口裂开,1 例扩张器不扩张,3 例皮瓣下方破裂扩张器外露,无感染病例,经过处理后均顺利完成Ⅱ期自体肋软骨支架植入、扩张皮瓣耳廓再造手术,并发症发生率 4.08%(10/245)。结论是耳后皮肤扩张能获得“额外”的皮瓣来完成耳廓再造术,及时正确的处理可以预防各种并发症的产生或消除其产生后的影响。

第五节　自体肋软骨耳廓支架植入、扩张皮瓣
耳廓再造术(Ⅱ期)

在第Ⅰ期皮肤扩张器埋置、注水、扩张完成后,获得“额外”皮瓣,同时使扩张皮瓣有充足的血液供应,再进行第Ⅱ期自体肋软骨耳廓支架植入、扩张皮瓣耳廓再造术。根据扩张皮瓣全部或部分包裹耳廓支架而分为全包法和半包法。

一、扩张皮瓣完全包裹耳廓支架(全包法)

1. 术前准备　术区准备、用药准备同Ⅰ期扩张器埋置术。

耳模片准备:单侧畸形者以对侧耳廓为模板,双侧畸形者以同龄人正常耳廓为模板,剪取耳模胶片,提前 1 天以环氧乙烷消毒,或手术前 1 小时低温消毒,或 2% 碘酒浸泡半小时以上。

2. 体位　平卧位,头偏对侧,垫头圈。

3. 麻醉　一般采用全麻 + 局麻。术区局麻采用 0.5% 利多卡因(10ml 2% 利多卡因 + 肾上腺素 0.3ml+ 生理盐水 30ml),加入肾上腺素可以减少出血、延长麻醉时间。

个别成人患者心理承受力与配合能力好、但经济条件差者,可以采用局麻。术区应用上述利多卡因加入 4% 碳酸氢钠 3~5ml,可以减轻疼痛(可能机制:降低酸度,提高 pH 值,提高了局部痛阈)。

4. 消毒、铺单　1% 碘酒、75% 酒精消毒术耳、右胸或左右胸腹术区,铺无菌巾单。可疑术区周边有青春痘、皮肤小毛囊炎者,可用 2% 碘酒代替 1% 碘酒。

5. 手术步骤

(1) 再造耳垂:残耳中下部斜行剖开(图 2-1-3A,切口线 1),下半部向后转位成为再造耳垂,中间剖开,便于耳廓软骨支架耳垂部插入、固定。

(2) 画手术切口线(图 2-1-3A、B):以备用耳模片为标准,用无菌画线笔或亚甲蓝在扩张皮瓣与再造耳垂交界部前后方向上画出切口线(图 2-1-3A,切口线 2),超耳模片边缘线(图 2-1-3A,线 4)约 2.5cm。对无残耳再造耳垂者,可直接经Ⅰ期扩张器置入时原切口进入(图 2-1-3C)。

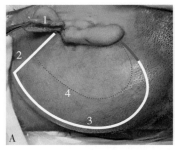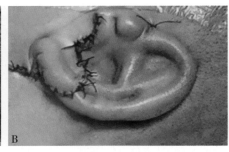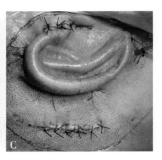

图 2-1-3　皮肤扩张全包法耳廓再造

A.1、2 全包法切口线,1、2、3 半包法切口线,4.耳模片范围线;B.全包法再造耳廓,C 耳廓后方 I 期原切口线,全包法再造耳廓

胸部于肋缘上 8~9 肋软骨区设计长约 5cm 切口线。也可在术前画好,但要用碘酊固定,以防消毒时擦除。

耳廓区与胸部分两组同时进行。

(3) 肋软骨耳廓支架植入床准备:耳部沿切口线(图 2-1-3A,切口线 2)切开扩张皮瓣区,分离、保留一小片皮下囊膜瓣,大小约长 4cm× 宽 1.0cm,蒂在后方或前方,以覆盖耳垂与皮瓣交界区肋软骨支架,防外露。自切口区取出扩张器和注射壶,剔除皮瓣内侧面囊膜,厚的皮瓣区可适当修薄,尤其在三角窝和舟状窝区,可使术后形态更逼真。但在耳轮区,尤其外上部弧形区,张力较大,皮瓣需保留一定厚度,防止坏死、软骨支架外露。可以将内侧面分离的囊膜瓣保留蒂在该区域进行覆盖,或从胸部取肋软骨区切取小片薄层游离皮下组织片包裹。止血后,盐水纱布覆盖创面。

(4) 肋软骨切取术:胸部沿切口线切开皮肤、皮下脂肪层,肌层内上述 0.5% 利多卡因局部浸润注射后,沿肌纤维方向切开,暴露并切取第 7~9 肋软骨(根据情况有可能切取 2~4 根肋软骨),保留肋软骨外表面骨膜,内侧面留于胸壁,检查无气胸,切口皮下适当游离,逐层间断缝合肌层、皮下组织与皮肤层,无菌敷料覆盖,胸带加压包扎。

注意:① 侧别选择:因为心脏在左侧,为保留其表面的肋软骨做保护层,所以对单侧畸形耳廓再造的,无论哪侧手术,均取右侧肋软骨,虽然左侧肋软骨形态更适合右耳廓再造、右侧肋软骨形态更适合左耳廓再造,但从临床实践看,右侧肋软骨再造右耳廓也无明显差异。

偶有对侧耳廓特大的患者,单取右侧肋软骨量不够,仍需取左侧肋软骨,但一根即可。双侧耳廓再造者,多需同时取双侧肋软骨,在此种情况下,也先尽可能多地取右侧,不够时再取左侧。

② 年龄影响:通常 30 岁以上的患者,肋软骨已钙化,塑形困难,无法使用,需要采用人工材料支架(Medpor)。作者临床遇到 1 例 22 岁女性患者肋软骨已钙化,塑形困难,即使勉强完成手术,后期耳廓也容易变形。

③ 防止气胸:保证分离肋软骨在软骨膜和肋软骨之间,则可避免气胸的发生。

(5) 肋软骨耳廓支架雕刻:根据对侧耳模片用切取的肋软骨雕刻成耳廓支架。主要是耳轮、对耳轮、三角窝与舟状窝结构清晰(图 2-1-4A),再加一垫高耳颅角的软骨片。

剩余的软骨片收集、缝线连成串,埋植于胸部切口皮下保存,为下次耳廓修整抬高耳颅角时备用软骨。

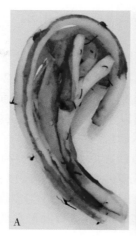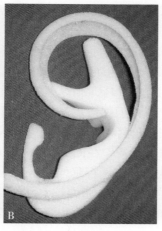

图 2-1-4　再造耳廓支架

A. 自体肋软骨雕刻支架；B. Medpor 耳廓支架

(6) 耳廓再造：雕刻的肋软骨耳廓支架植入分离的扩张皮瓣下，调整上下、前后位置，在软骨支架与皮下组织之间置入引流管 1 根（头皮针管），下端经耳垂后方引出、固定，负压吸引后显示再造耳廓形态，3-0 可吸收线在耳轮脚前上、耳后沟后上、耳垂后方皮肤与皮下组织各固定一针，以固定耳廓位置。切口部保留的小片皮下囊膜瓣覆盖耳垂与皮瓣交界区软骨支架，切口间断缝合（图 2-1-3B）。

(7) 包扎：耳后沟部以油纱覆盖、置入油纱卷和纱布，再造耳廓前面覆盖油纱、纱布，耳部无菌敷料打包加压包扎，引流管接负压引流瓶。胸部胸带加压包扎，术毕。

对于无残耳的患者，小耳畸形程度分级Ⅳ度、Ⅴ度者，无耳垂旋转再造，可直接经扩张囊后方第Ⅰ期手术切口进入，取出扩张器、分离皮下囊膜瓣，制备肋软骨耳廓支架植入床（图 2-1-3C）。因覆盖软骨支架的皮瓣完整，可以不制备耳垂、皮瓣交界区小片皮下囊膜瓣，此外，因无再造耳垂组织，所以耳廓软骨支架在耳垂部要塑形，使皮瓣包裹软骨支架形成再造耳垂形态，效果不如残耳转位再造耳垂好。

二、扩张皮瓣部分包裹耳廓支架（半包法）

在庄洪兴耳廓再造方法（《整形外科学》王炜主编，杭州：浙江科学技术出版社，1999）的基础上改进，主要手术步骤如下：

1. 术前准备、体位、麻醉、消毒、铺单均同上述全包法。

2. 再造耳垂　同上述全包法。

3. 手术切口线（图 2-1-3A）　耳部比全包法多了切口线 3。以备用耳模片为标准，用无菌画线笔或美蓝画出耳模片边界线 4，切口线 3 在后部超耳模片边缘约 2.5cm、在前上方超耳模片边缘 0.5-1.5cm，在扩张皮瓣与再造耳垂交界部前后方向上画出切口线 2，与切口线 3 相交。切口线 2 向后下斜行的角度与残耳的大小有关，残耳大则斜行角度缩小，残耳小则斜行角度增大，具体设计与术者经验相关。

胸部因要切取游离皮片，切口较全包法长，于肋缘上肋软骨区设计长 8-9cm × 宽 3.5-4.0cm、长 3cm × 宽 1.5-2cm 两个梭形切口，小梭形皮瓣系邹艺辉在庄洪兴手术方法上改进,以减少再造耳廓后下方皮肤缺损致牵拉、瘢痕形成(图2-1-5)。

耳部与胸部手术分两组同时进行。

4. 再造耳廓皮瓣准备 耳部沿切口线2,3(图2-1-3A)切开扩张皮瓣,分离,蒂在前方。为保证皮瓣血供,蒂部要有足够的宽度,所以切口线3前上部要留有2~3cm不能切开,具体保留长度因个体而异。自切口区取出扩张器和注射壶,剔除皮瓣内侧面囊膜或间断分离,防止其挛缩致再造耳廓变形,但保留皮瓣蒂部囊膜以保证血供。厚的皮瓣区在保证血供前提下可适当修薄,尤其在三角窝和舟状窝区,可使术后形态更逼真。

5. 耳后皮下组织瓣准备 在图2-1-3A切口线3后上方做一长约3cm减张切口线,便于分离操作,向切口线3外周平行延伸约1cm,分离一皮下组织瓣,以覆盖耳轮。在耳轮后上部弧形区和耳垂、耳廓交界区,张力较大,皮下组织瓣及扩张皮瓣需保持一定厚度,防止坏死、软骨支架外露。如果耳后皮下组织瓣太厚,会影响再造耳廓形态效果,条件允许可选择全包法效果更好。

6. 肋软骨切取与耳廓支架雕刻 同上述全包法。

7. 游离中厚皮片准备 胸部先沿梭形切口线一侧切开,在肋软骨切取完成后,再切开梭形切口线另一侧,分离、切取游离皮片,修薄成中厚皮片,以术中血纱布包裹、备用,如用生理盐水纱布包裹,皮片呈现苍白、水肿样表现,影响存活。

8. 耳廓再造 雕刻的肋软骨耳廓支架植入分离的扩张皮瓣与皮下组织瓣之间,调整上下、前后位置,前上方以钛丝或钢丝(前者可行核磁检查,后者不能)、下方以4-0丝线各固定一针。在软骨支架与皮下组织瓣之间置入引流管1根(头皮针管),下端经耳垂后方引出、固定。皮下组织瓣自后向前(内层)、扩张皮瓣自前向后(外层)包裹肋软骨耳廓支架耳轮缘,耳后遗留皮肤缺损区,以备用的两个梭形游离中厚皮片拼接移植覆盖。

负压吸引后显示再造耳廓形态,3-0可吸收线在耳轮脚前上、耳后沟后上、耳垂后方皮肤与皮下组织各固定一针,以形成耳后沟、并固定耳廓位置。

9. 胸部减张缝合 胸部切口两侧游离、减张,分层缝合。

10. 包扎 耳后沟部以油纱覆盖、置入油纱卷和纱布,再造耳廓前面覆盖油纱、三角窝和舟状窝区填小油纱卷维持形态,耳部无菌敷料打包加压包扎,引流管接负压引流瓶。胸部胸带加压包扎,术毕。

对于无残耳的患者,程度分级Ⅳ度和Ⅴ度小耳畸形者,无耳垂旋转再造,不做切口线2,

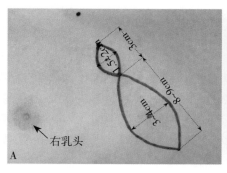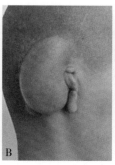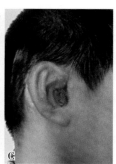

图2-1-5 皮肤扩张半包法耳廓再造
A.胸部皮肤2个梭形切口;B.扩张皮瓣;C.再造耳廓

保持扩张皮瓣完整,切口线 3 向下前方延伸,形成从前向后包裹耳轮、耳垂的皮瓣(外层),与由后向前包裹耳轮、耳垂的皮下组织瓣(内层)重叠,直接包裹软骨支架雕刻塑形的耳垂(再造耳垂),效果不如残耳转位再造耳垂好。

半包法耳廓再造因耳轮软骨有皮下组织瓣包裹,不容易外露;耳颅角可以随需求调控,形态更好。但青春期后或成年人,耳后皮下组织瓣较厚,影响再造耳廓形态效果,耳轮显臃肿,或致舟状窝显示不清楚。此外耳后因切口较多、较长,且有游离植皮,所以耳后瘢痕较明显;胸部也因切口较长而瘢痕较大,对于瘢痕体质者要酌情考虑。对全包法有后期立耳需求者,胸部仍需取游离皮片,切口长度与瘢痕和半包法相同。

第六节　自体肋软骨支架植入、直埋式耳廓再造术

与全包法的主要区别如下:

1. 皮肤无扩张　直接分离正常皮肤囊腔,植入肋软骨耳廓支架。

2. 切口

(1) 前方残耳部:残耳中下部转位再造耳垂切口,向后下延伸 2~3cm(图 2-1-3A,切口线 1、2),长度能够将耳廓软骨支架经切口插入、固定即可。

(2) 再造耳廓后方:在不进行耳垂再造者,采用图 2-1-3C 再造耳廓后方切口。在标记耳模片再造耳廓的位置后,后移 1~2cm 设计长约 3.5cm 纵行切口。

3. 耳垂再造或不再造　很多术者在植入肋软骨耳廓支架时不再造耳垂,在后续立耳手术时再将残耳下部转位再造耳垂,而这两期手术间一般相隔 6 个月左右,因为外形影响患者心理。所以作者采用耳廓再造手术同期再造耳垂,这样术后即可有清楚的耳廓形态,患者心理感受更好。

4. 无耳颅角　因无"额外"皮瓣,无法形成耳颅角。

直埋式耳廓再造,节省皮肤扩张时间、无需扩张器埋置手术。但因皮肤无扩张,植入肋软骨耳廓支架有张力,可致软骨吸收,长时间后耳廓可明显变小或变形。临床上作者也常见植入皮下组织内的外伤离断耳廓软骨片长时间后变小、甚至消失。

但作者体会:总体来看,再造耳廓形态效果还是扩张皮瓣法更好。

第七节　Medpor 支架植入耳廓再造术

一、方法

以人工材料 Medpor 耳廓支架取代自体肋软骨支架(图 2-1-4)植入进行耳廓再造术。

1. 半包法　在扩张皮瓣法(全包法和半包法)与直埋法中,只有半包法适合做 Medpor 支架植入。因为 Medpor 支架较硬,受压后耳轮部皮瓣易坏死、破裂,全包法和直埋法包裹耳轮部的皮瓣较薄,破裂风险更大,不建议采用。而半包法有从后向前包裹耳轮的皮下组织瓣,相对不容易破裂。

但即使是半包法,也经常有局部皮瓣坏死、破裂发生,致支架外露、甚至感染,需要取出支架,其发生率有报道达 34%。作者的一例患者在 4 年后发生破裂,而取出 Medpor 支架。

2. 颞筋膜瓣包裹法　采用 Medpor 支架常用的耳廓再造方法是颞筋膜瓣包裹法,表面游离植皮或扩张皮瓣覆盖。设计、切取以颞浅动、静脉为轴、达颞顶的颞筋膜瓣,分离范围达 11cm×11cm,因分离、切取颞筋膜瓣范围大,手术创面大。同时,亦仍有 Medpor 支架表面皮瓣坏死、破裂致支架外露发生的可能,其发生率报道为 10%。虽进行了技术改进,如双层筋膜包裹等,但 Medpor 支架外露仍是棘手的并发症。

上述两种方法 Medpor 支架外露发生率均是较高的,这也是我们统计国内外耳廓再造,自体肋软骨支架分别占 93.3% 和 96.3%,而 Medpor 支架分别仅为 6.3% 和 3.4% 的根本原因。

二、适应证

1. 自体肋软骨无法使用　如因年龄大(通常 >30 岁)肋软骨钙化,无法塑形,但作者有遇到 22 岁即完全钙化无法塑形者。

2. 自体肋软骨支架感染　必须取出自体肋软骨支架进行处理,但又希望维持再生耳廓形态,则采用 Medpor 支架替换使用,待感染完全控制后 3 个月以上再换回自体肋软骨支架。

3. 不愿意切取自体肋软骨患者　需要特别交代 Medpor 支架可能的并发症,能完全接受者才能应用。

第八节　耳廓再造术后处理

一、耳部术区

1. 引流　术后保持负压引流通畅,观察引流量及颜色。引流量不同患者情况不同,一般成人患者引流量稍多,但较第 I 期皮肤扩张器埋置术后要少,最少的仅在引流管内有少许淡黄色血清。引流时间 4~5 天,此时,引流管不仅是引流渗出的血液,同时负压可维持再造耳廓的形态。

2. 止血　通常耳廓再造(II期)术后不用止血药物,因为有皮瓣分离,要保证其血供,尤其在扩张皮瓣的半包法,仅保留有前方的蒂部供血,再用止血药有可能导致缺血、皮瓣坏死。

3. 局部情况观察　术后要经常了解患者术区感觉,有无胀痛、疼痛加剧(通常无明显疼痛感);包扎敷料有无渗湿,如果有上述情况,要在无菌室打开绷带,观察皮瓣颜色有无苍白、红肿、发紫,了解皮瓣表面张力大小。有时血肿、尤其仍有活动性出血者,胀痛明显,需要及时处理,否则容易引起皮瓣缺血性坏死。

二、胸部术区

1. 加压包扎　用胸腹带加压包扎,防止气胸发生、减轻疼痛。

2. 观察呼吸情况　术后要听诊双肺呼吸音是否对称,尤其是患者出现憋气感(呼吸困难)时,如术中检查无气胸,术后双侧呼吸音对称,则无需处理,有怀疑气胸时可行胸部正位 X 片检查。诊断明确者可请胸外科行胸腔闭式引流术,3~5 天,根据情况拔管。

3. 止痛　通常需要药物止痛 1~2 天。据作者观察:12 岁左右患儿及成人胸部术区疼痛明显,8 岁左右患儿疼痛相对较轻。胸腹带包扎越紧,疼痛感越轻,但呼吸紧迫感越重,可给予低流量间断或持续吸氧。

4. 预防肺部感染 鼓励患者咳痰,尽早下地活动。

三、导尿管拔除

因手术时间较长通常术中导尿,术后当天患者因胸部切口起床困难且不习惯床上大小便,所以,导尿管最好保留1天后再拔除。

四、拆线

术后10~14天拆线,为防止拆线过早、切口裂开,可分两次进行,首次间断拆线,12~14天左右拆完。尤其对青少年及成人,胸部拆线要在14天左右完成,否则因为张力大容易切口裂开。拆线后腹带加压持续3~6个月,不能挺胸。

第九节 耳廓再造术后常见并发症及其处理

一、耳部并发症

1. 血肿 在敷料包扎期观察和处理同Ⅰ期扩张器埋置术,术后要经常了解患者术区感觉,如果外敷料无渗血,主要通过患者有无胀痛及疼痛加剧,来判定是否有血肿,如果存在上述症状,尤其仍有活动性出血者(引流血性液多),疼痛明显,要及时在无菌换药室打开敷料,查看皮瓣颜色有无苍白、红肿、淤血、青紫,了解皮瓣表面张力情况。血肿持续增大,容易引起皮瓣缺血性坏死,导致软骨支架外露、感染、坏死。此时需要穿刺、引流,或进手术室拆线后清除血肿、止血。

作者体会:术中止血彻底、术后引流通畅,一般不会发生血肿。我院发生的一例是青年男性,半包法术后头皮下渗血较多,在耳后游离植皮区积血,致植皮坏死,因引流通畅,尚未波及再造耳廓,耳后重新植皮后痊愈。因再造耳廓手术有皮瓣分离,仅有蒂部供血,为防止皮瓣坏死,非特殊情况下不用止血药物。

2. 皮瓣破裂、软骨支架外露 容易发生在分离的扩张皮瓣远端、软骨支架包裹压力较大的耳轮、对耳轮区域。我院患者一例在耳轮上部、另一例在耳垂与耳轮交界部发生皮瓣破裂,软骨支架外露,均经局部转移皮下蒂皮瓣包裹再游离植皮而痊愈。

作者体会:在再造耳廓过程中,设计扩张皮瓣时,要能无张力包裹软骨支架,但又不能太松弛而影响形态,所以与术者的经验相关。

3. 切口裂开 多是因张力过大、拆线过早或操作不当造成。我院的两例均是在耳垂与扩张皮瓣交界部拆线时裂开一针,经无菌条件下再缝合一针而愈合。因该缝合口深部即软骨支架,暴露后容易感染,所以发现后最好及时处理,不致引起严重后果。

4. 感染 可因术中无菌观念不强、切口裂开、血肿而引起感染。而耳廓再造手术应用到离体软骨支架,血供欠佳,所以术腔感染易导致其坏死、手术失败,应引起重视,特别强调无菌操作。如早期发现感染,可全身应用抗生素,局部通过引流管抗生素冲洗,如果感染明显,应立即取出软骨支架,埋植于胸部术区皮下,局部清创、抗生素冲洗,控制感染后3个月左右再重新手术较可靠。我院的两例感染者均在早期、切口部位,局部稍红、少许分泌物,经有效抗生素全身应用、局部冲洗而愈。

5. 皮下瓣部分无菌性坏死 表现为局部清稀分泌物,多为分离的皮下蒂皮瓣蒂部供血不足或宽度不够、过度牵拉、张力太大而影响血供所致。处理就是在低垂部位切一小口引流，必要时无菌冲洗，1周左右能痊愈。但一定要防止感染。

二、胸部并发症

1. 气胸 医生技术熟练、术中严格按操作要领进行手术，气胸发生率很低，作者统计的300余例次耳廓再造，仅发生了1例气胸，经行胸腔闭式引流术，3~5天即拔管恢复。

2. 肺部感染 鼓励患者咳嗽、尽早下地活动，及时应用有效抗生素，严重的肺部感染者可以配合细支气管镜下吸痰，恢复快。

第十节 再造耳廓效果评价标准及改善效果的方法

一、再造耳廓效果评价标准

作者2007年在 *ACTA* 杂志发表了再造耳廓效果评定标准，目前国内外文献尚未检索到其他标准。再造耳廓的效果主要取决于两个方面：一是耳廓本身的逼真性，由耳轮、对耳轮、三角窝、舟状窝、耳垂等主要结构来决定；二是双侧对称性，主要包括双侧耳廓大小、位置和耳颅角是否对称。作者根据第Ⅲ期再造耳廓修整术前再造耳廓的逼真性和双侧对称性分为4级，因第Ⅲ期手术后部分病人难以再次来院随诊，且刚术后局部肿胀，再造耳廓效果难以显示，所以选择第Ⅲ期手术前作为评定时间，在Ⅲ期术后半年效果应更好。

再造耳廓4级效果评价标准如下（图2-1-6）：

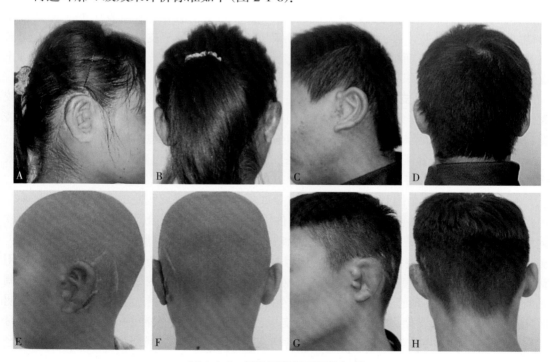

图2-1-6 再造耳廓效果评价标准

A、B. Ⅰ级；C、D. Ⅱ级；E、F. Ⅲ级；G、H. Ⅳ级；每级显示再造耳廓正面和双侧背面对称性

Ⅰ级：再造耳廓逼真性和双侧对称性都好；

Ⅱ级：再造耳廓主要结构清晰，但双侧不对称性能识别；

Ⅲ级：再造耳廓部分主要结构不清晰或缺失，和（或）双侧不对称性明显；

Ⅳ级：再造耳廓主要结构不清晰，和（或）双侧对称性差。

因为耳廓结构的精细性，再造耳廓的肋软骨与耳廓本身的弹性软骨之间在材质上的差异，所以逼真性上很难达到完全一样；而双侧位置和耳颅角的对称性，如果术中无双侧显影对照，仅靠术前定位，也很难完全一致；而且再造耳廓后期还有变化过程，所有这些只能靠术者的经验来进行判定，做到完全对称难度相当大，相对而言，同时行双侧耳廓再造者，大小、位置及耳颅角的对称性更容易实现。

二、再造耳廓效果分析

作者统计的 204 例（245 耳）经皮肤扩张、半包法再造耳廓的效果，Ⅰ、Ⅱ、Ⅲ、Ⅳ级比例分别为 54.7%（134/245）、42.0%（103/245）、2.9%（7/245）、0.4%（1/245）。而其中Ⅰ级者按年龄分布见表 2-1-2，经卡方检验显示 10~15 岁较好。绝大部分患者及家属对再造耳廓外观均较满意。

表 2-1-2　再造耳廓Ⅰ级者在各年龄段分布情况

年龄（岁）	Ⅰ级比例	年龄（岁）	Ⅰ级比例
5	38.5%（5/13）*	14	75%（6/8）
6	57.6%（19/33）	15	87.5%（7/8）*
7	55.0%（11/20）	16	63.6%（7/11）
8	47.1%（8/17）*	17	57.1%（4/7）
9	50.0%（7/14）	18	36.4%（4/11）*
10	69.2%（9/13）	19	42.9%（3/7）
11	76.9%（10/13）*	20	0%（0/4）*
12	81.3%（13/16）*	21	61.5%（8/13）
13	40%（6/15）*		

*：12 岁与 5 岁、8 岁、13 岁、18 岁、21 岁间存在统计学差异（$P<0.05$），15 岁与 21 岁间存在统计学差异（$P<0.05$），22 岁以后因例数少未列入比较

从作者效果评价Ⅰ级的病例看，12 岁与 5 岁、8 岁、13 岁及 18 岁间存在统计学差异（$P<0.05$），其余无明显差异（$P>0.05$）（表 2-1-2）。其中 13 岁组中有 3 例畸形较重（小耳Ⅳ级），所以效果相对差些。15 岁与 12 岁、10 岁间虽无统计学差异，但 15 岁后患儿身高已近成人，肋软骨发育大，并可能开始钙化，雕刻成软骨支架后，立体感虽更强，但柔韧性降低；而且包裹耳廓支架的皮下组织瓣厚，致再造耳廓厚度增加，逼真性受影响，术中术后出血也增多。而 10~12 岁肋软骨大小与皮下组织瓣厚度均较合适。所以根据统计结果、结合作者经验，从手术效果看 12 岁左右（10~15 岁）最好，当然也存在个体发育上的差异。但为兼顾患者的心理需求，尤其是有明显心理障碍的患儿，要尽可能提早手术，以"牺牲部分效果来换取心理治疗"。因患儿 6 岁后开始有明显心理压力，作者曾选择在上小学前一年（5 岁）进行手术，但效果不如 12 岁左右好。作者体会 5 岁与 6 岁肋软骨大小和韧度有明显差异。所以，为提高效果手术最好选在 10~15 岁，但为解决心理问题，可以在 6 岁开始。

在效果评估中Ⅱ级的患者,耳廓本身的主要结构(逼真性)都清晰,主要因单侧再造耳廓在后期变化中,与对侧的对称性有肉眼可见的差异,而其中又以耳颅角变小突出,主要原因是耳后游离植皮有后期收缩反应。总体外观效果已较满意,尤其对于"从无到有"的患者,心理上是质的飞跃。而Ⅲ、Ⅳ级很少,分别占2.9%(7/245)和0.4%(1/245),主要是一侧完全无耳合并下颌骨发育明显畸形者,此类患者颞骨区发育畸形,局部较对侧凹陷,软组织厚,所以再造耳廓各结构清晰度欠佳,同时因位置相对内陷,很难与对侧对称,所以术前一定要与患者及家属交代清楚,要有正确的预期值。

三、改善再造耳廓效果的方法

再造耳廓的方法很多,要完成再造耳廓需要有支架和覆盖皮瓣,局部皮肤扩张获得的"额外"皮瓣与直接分离皮瓣及转移皮瓣相比,色泽、质地、厚度、感觉功能均更好。而自体肋软骨支架相对人工材料Medpor,外观更自然、柔韧性更好、不易破损。为提高再造耳廓的逼真性,作者主要通过以下几种方法:①分离的扩张皮瓣厚度要适中,越薄效果越好,但越容易破裂,而越厚越不易破裂,但影响效果。②扩张皮瓣内侧增厚的囊膜,半包法中仅在蒂部保留部分,以维持皮瓣血供,周边部剔除,防止术后收缩致再造耳廓变形,而且可以使皮瓣变薄,效果更好。全包法中,保留耳轮部囊膜或局部形成带蒂瓣,包裹耳轮缘。③雕刻的肋软骨支架耳轮、对耳轮、三角窝、舟状窝等主要结构清晰,形态好。④半包法中皮下组织瓣厚薄适中,太厚会使耳廓显臃肿,形态结构难以清晰,太薄血供受影响,容易发生坏死。

为使双侧对称性更好,术前标记再造耳廓位置并量好记录各方位尺寸,术中根据皮瓣、耳廓支架软骨性质,结合术者经验进行大小修饰及定位、固定。如果术中能暴露或影像系统同时显示双侧耳廓区,定位更理想。如先进行耳廓再造,后期还有听力重建计划者,则要根据术前颞骨CT情况,预留好外耳道口位置,以免术后影响再造耳廓、耳道整体效果。

防止耳颅角变小的方法 因半包法耳颅角部采用游离植皮覆盖,皮片有早期和晚期收缩两个过程,因此势必牵拉再造耳廓向颅骨方向,即缩小耳颅角,所以术中要稍"矫枉过正",但具体的角度与皮片本身的性质有关,需要医生的经验来判定。可以采用后期收缩小的全厚皮片或在耳后沟部拼接的方式减少收缩,但全厚皮片要考虑存活问题。

不同程度小耳畸形耳廓再造方法的调整 按上文中提到的小耳畸形分级标准,作者认为:Ⅰ度畸形患者,如双耳廓均小、双侧基本对称,外观影响不大,不主张手术;Ⅱ度畸形患者,如果有大体耳廓的轮廓,且与对侧基本对称,亦不主张手术,因为再造部分结构,差异很明显,反而引人注目;对于耳廓上半部缺损,明显畸形者,可以按分三期耳廓再造法行部分耳廓再造,但在雕刻耳廓软骨支架时,下部要与残存部分融合好,完全无痕不可能,但可以尽量减少显著的差异,实际上,有残存部分耳廓者,手术难度更大。Ⅲ度畸形者:常规操作即可。Ⅳ度畸形者仅有耳坠,如果耳坠位于预造耳垂部位,就利用其做再造耳垂,因为耳坠再造耳垂效果较采用皮瓣再造的效果更好;如果耳坠远离预造耳垂部位,则只能在第Ⅲ期手术时修剪掉。Ⅴ度畸形者,得再造全耳廓,包括耳垂。

第十一节 再造耳廓修整与其他手术(Ⅲ期)

耳廓再造术至少半年后,可对再造耳廓进行局部修整,使其达到更理想的效果,同时其他整形修复手术,如残耳处理、耳屏耳甲腔再造、外耳道口再造,以及听力重建手术,根据再造耳廓的血供情况,均可考虑同期进行。

一、再造耳廓修整术

作者的再造耳廓方法和序列手术计划中,再造耳廓修整主要包括:

1. 残耳修整　半包法中与耳屏耳甲腔再造同时进行,按设计切口切开后(图 2-1-7),剔除残耳内软骨及皮下组织,修剪皮瓣达所需厚度和形态。在全包法可以在Ⅱ期手术中同时修整残耳。而直埋法可以根据情况在Ⅰ期或Ⅱ期中处理。

2. 耳颅角、耳轮脚抬高　根据需求,如根据对侧耳颅角大小、耳轮脚高度,分离耳轮脚前及耳后沟皮肤、皮下组织,有必要的可在耳廓后方筋膜内以再造耳廓时保存的备用软骨、残耳软骨或 Medpor 材料垫高耳廓、以抬高耳颅角,并以分离皮下组织瓣包裹垫高软骨或人工材料。后方皮肤缺损区从胸部原切口处切取相应大小梭形皮片游离植皮。

3. 再造耳廓局部修整　如耳垂与耳廓交界区小的修整,或局部微小塑形。

二、耳屏、耳甲腔再造术

方法多种多样,作者根据自身经验、设计如下两种切口方式:

1. "W"形切口　残耳修整时,在颞颌关节后上方相当于耳甲腔内设计一开口向前(残耳部)的"W"形切口(图 2-1-7A),分离皮瓣,尽可能修薄,侧方两三角形皮瓣对合缝合,在耳屏区再造耳屏,后方、中间三角形皮瓣推入再造耳甲腔,如有皮肤缺损自胸部原切口外侧根据需求切取梭形中厚皮片游离植皮。

2. "V"形切口　相当于耳甲腔内设计一蒂向前(残耳部)的"V"形切口(图 2-1-7B),分离、修薄皮瓣后,向前方折叠、形成再造耳屏。其余同"W"形切口。

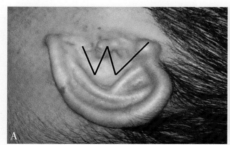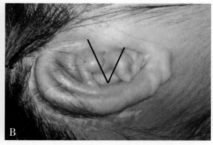

图 2-1-7　耳屏、耳甲腔再造切口图示
A. "W"型切口;B. "V"型切口

其他方法效果大同小异,如耳廓再造时即以肋软骨再造耳屏、垫高耳廓底座形成耳甲腔。

三、外耳道外侧段再造

对颞骨发育差无条件或患者与家属拒绝行骨性耳道再造者,为解决美观问题,需要再造外耳道外侧段。方法与第三篇第一章外耳道再造术相同,差别只是骨性外耳道不向深部延伸、不进入鼓室、鼓窦,仅在乳突部,裸露皮肤缺损区以中厚游离皮片植皮,深部可采用人工鼓环塑造形态。但再造的外耳道外侧段 3~6 个月会变浅,有的甚至仅有凹陷遗迹。

所以,单纯剔除耳甲腔部软组织再造外耳道外侧段,达不到获得外耳道形态的目的,必须再造骨性耳道,且要有一定的长度和定期的支撑维持,否则容易再狭窄或闭锁。

四、外耳道再造、鼓室成形术

如有改善听力需求、也适合鼓室成形术者,可考虑在耳廓修整同时进行外耳道再造、鼓室成形术,以改善听力和外观,节省手术次数和时间、经费。方法见第三篇听力解决方法。

五、助听装置植入术

选择植入式助听装置的,可以在再造耳廓修整同期进行植入手术,方法见第三篇听力解决方法。在术者同时具有整形和耳科技术时,或两个科室医生合作,再造耳廓修整(改善外观)与改善听力手术同时进行,可减少手术次数、节省时间和经费。

但需注意的是,在同时进行再造耳廓修整与上述其他各类手术时,如手术切口涉及再造耳廓的前、后方全长,有可能影响血供者,需要分期手术,否则有引起再造耳廓因血供障碍致坏死的可能。

第二章

义 耳

目前临床应用的义耳,逼真性有限,同时通过在乳突区植入多枚钛质植入体来固定,还需切除畸形残耳,严重破坏了后续耳廓再造的条件,所以,不适用于后期有耳廓再造需求的小耳畸形患者。

随着义耳制作技术的进步,尤其是高精度 3D 打印技术的应用,仿真效果更佳;黏附技术的改进,使直接黏附式义耳很受期待。在等待最佳耳廓再造手术时机(10~15 岁)间隙期的小耳畸形患者,为保留后期手术条件、又解决外观问题避免造成心理影响,可以考虑佩戴黏附式义耳。对不愿手术者也可将黏附式仿真义耳作为一种长期解决方案。

一、义耳适应证

1. 在等待最佳手术时机前患儿,佩戴黏附式义耳。
2. 老年、不愿或无法手术者。
3. 不愿手术、又有改善外观要求的年轻患者。
4. 外伤、局部无耳廓再造条件者。

二、3D 打印义耳制作

主要分为以下三个阶段(图 2-2-1):

1. 取模 有耳廓 3D 扫描法、硅藻泥阴模 - 阳模法、颞骨 CT 扫描法。

(1) 耳廓 3D 扫描法:对一侧畸形者,以对侧为模板,使用高精度 3D 扫描仪进行扫描,收集健侧耳廓信息。通过电脑三维重建软件进行耳廓重建,然后通过镜像生成患耳的 3D 义耳模型,并对其进行修正,使其边缘逐渐变薄,便于无痕贴附于患耳部。

(2) 硅藻泥阴模 - 阳模法:在盒状模具内将硅藻泥调成流质状,做模板的耳廓浸没在硅藻泥中,约 5 分钟左右,即取下获得耳廓阴模,再倒成阳模,对阳模耳廓进行扫描,获得耳廓信息,再通过电脑三维重建,后续处理同(1)。此为传统方法,简单、经济,但有多次转化,信息会有损失。

(3) 颞骨 CT 扫描法:通过颞骨 CT 扫描获取模板耳廓信息,通过电脑三维重建,后续处理同(1)。缺点:①需要在医院进行颞骨 CT 扫描;②信息精度不如前面两种方式。

2. 3D 打印 将修正好的耳廓镜像模型发送到高精度 3D 打印系统中,选择调试好的医

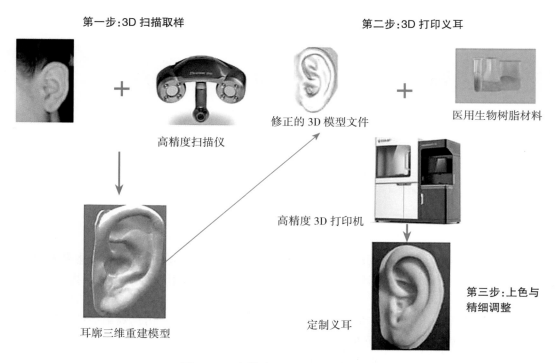

第一步:3D 扫描取样　　　　　　　　　　　　第二步:3D 打印义耳

高精度扫描仪　　　修正的 3D 模型文件　　　　医用生物树脂材料

高精度 3D 打印机

耳廓三维重建模型　　　　定制义耳　　　第三步:上色与精细调整

图 2-2-1　高精度 3D 打印义耳制作流程

用硅胶或生物医疗树脂,直接打印出 3D 义耳。打印出的义耳和 3D 模型有 95% 以上的重复率,将打印的义耳清洗干燥后备用。

3. 义耳表面上色　取 3D 打印的义耳,核对患者局部肤色,对其进行表面上色,使其与周围的肤色一致,看起来更加自然。同时对形态进行精细调整。

三、义耳佩戴方式

1. 植入式钛质植入体悬挂　目前应用的是在耳后乳突区植入钛质植入体,待其骨融合后悬挂义耳。为了使义耳与局部皮肤贴合好,尚需切除残耳,使局部平整。这样损伤了局部再造耳廓的条件,同时钛质植入体外露,有感染风险,需要长期护理,有时睡眠时可有压痛,甚至难以忍受。

不建议有耳廓再造需求的患者使用,对无耳廓再造需求或无耳廓再造手术条件者可考虑应用。

2. 黏附方式　采用生物胶或化学胶进行粘贴,这样可保留残耳及局部皮肤完整,为后期耳廓再造保留条件,同时解决美观问题、避免心理障碍。

第三章

耳　再　生

耳再生是通过应用自体组织,再生出耳廓,是先天性中外耳畸形改善外观最理想的方式,目前有采用组织工程耳再生和 3D 生物打印耳再生两种可能。

1. 组织工程耳再生　曹谊林等报道了应用 3D 打印技术获得对侧耳廓镜像模型,采用可降解的生物材料 PCL(聚己内酯)做成耳廓网状支架,通过组织工程,采用培养的自体软骨细胞在 PCL 耳廓支架上扩增,形成复合耳廓软骨支架,再通过皮肤扩张半包法耳廓再造术,获得仿生耳廓(耳再生)。

因为:①软骨细胞增殖慢,而 PCL 支架会降解,软骨细胞能否在 PCL 支架降解前取代它而维持住耳廓的形态,尚需长时间观察后续效果。②组织工程耳再生须个性化制备,过程相对复杂、历时长、花费大,即使技术成功也达不到规模应用水平。所以,真正能在临床上应用尚有一段长的距离。

2. 3D 生物打印耳再生　近年来兴起的 3D 生物打印技术为规模化应用的耳再生提供了可能性。理想状况:将扩增的自体软骨细胞、软骨外基质(为增加硬度可添加适量人工材料,如 PCL)、皮肤细胞直接制成生物打印墨水,以高精度扫描的对侧耳廓(模板耳廓)三维重建镜像为模板,通过 3D 生物打印直接打印出可存活的耳廓,再植入受植区,完成耳廓再生(真正意义的耳再生)。

但因为可供 3D 生物打印的生物墨水制作、再生耳廓内的血供问题尚难以解决,3D 生物打印耳再生目前也只是理论阶段,但随着技术的发展,是值得期待的事情,相对组织工程耳再生更具有可行性。

第四章

耳廓矫形器矫正小耳畸形

对婴幼儿先天性小耳畸形Ⅰ、Ⅱ度者,如与对侧大小差别不明显,可以采用非手术的耳廓矫形器进行矫正,可以避免后期的耳廓整形或再造手术。

1. 原理 新生儿体内含有大量来自母体的雌激素,在出生后72小时内达到峰值,雌激素增加了软骨中透明质酸的浓度,从而增加了软骨的可塑性。在出生后6周雌激素逐渐恢复到正常水平,此后软骨的可塑性随之降低。所以,在此期间内应用耳廓矫形器进行小耳畸形矫正效果好。

2. 适用年龄 在新生儿出生后尽早进行,基于上述原理越早越好。建议5~7天开始佩戴矫形器,6周内效果好。超过6周后有效性可能降低、矫治时间延长,同时耳廓局部压迫、损伤的概率增加。1岁后难以达到预期效果。

3. 佩戴持续时间 取决于开始佩戴的时间,时间越早持续越短。有人认为出生后72小时内开始矫正治疗时间可缩短至1周,3周内接受治疗的则需6~8周的治疗时间,超过3周后开始治疗的则需3个月甚至更长时间。作者经手的病例3月龄尚有效,但佩戴时间达6周。

4. 佩戴法 剃头,75%酒精消毒,贴附基座,选用合适的卡扣进行塑形。每周观察一次。

5. 效果 图2-4-1先天性小耳畸形经耳廓矫形器矫正后,形态明显改善。

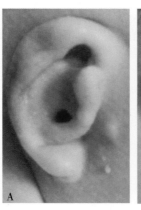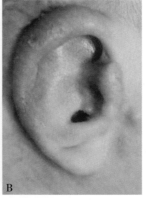

图2-4-1 先天性小耳畸形经耳廓矫形器矫正后
A. 矫正前;B. 矫正后

6. 常见并发症及其处理

（1）过敏：表现局部发红、小丘疹，一般停用 2~3 天就可以缓解。

（2）耳廓皮肤破损：停用矫形器，同时应用抗生素软膏局部涂抹，待完全恢复后再继续矫形。

（3）耳廓感染：局部碘伏消毒、抗生素软膏涂抹，必要时全身应用抗生素。重点在预防，医生每周观察一次矫形情况，及时进行调整和处理，可防止皮肤破损、感染的发生。

第五章

外观解决方案的选择

先天性中外耳畸形外观问题本书主要涉及小耳畸形和耳道闭锁或狭窄(详见第三篇),其他并发畸形影响外观的,由相关专科处理,不在此赘述。已如前述,解决小耳畸形的方法很多,具体到每位患者究竟该如何进行选择? 根据作者的经验和体会,总结如下:

1. 对Ⅰ、Ⅱ度小耳畸形者

(1) 大小与对侧差异不明显:可以不处理;有形态异常者,婴儿期采用非手术的矫形器进行矫正,不能采用矫形器进行矫正的需要择期进行手术矫正。

(2) 大小与对侧差异明显:小耳畸形侧形态尚可,最简单的方式是将正常侧楔形切除小块复合耳廓组织,创面拉拢缝合,达到缩小耳廓目的;切除的小块楔形复合耳廓组织如小于1cm,可以考虑移植到畸形小耳侧,进一步缩小两侧的大小差距,或切除的复合耳廓组织弃除。此外,可采用赝复物补偿畸形小耳侧,简单黏附方式佩戴即可,但有脱落风险。

(3) 大小与对侧差异显著:需行耳廓再造术。

2. 对Ⅲ度小耳畸形者 需行耳廓再造术,畸形小耳下部可转位再造耳垂。

3. 对Ⅳ、Ⅴ度畸形者 需行耳廓再造术与耳垂再造术。

一般可在耳廓再造最佳手术时机前,采用佩戴黏附式义耳解决外观问题,以避免患儿产生心理障碍,待 10~15 岁采用皮肤扩张、自体肋软骨耳廓支架植入、分期耳廓再造术;受时间限制的患者可采用直埋法耳廓再造术。

第三篇

听力解决方法

第一章

外耳道再造术

一、外耳道再造与外耳道成形(重建)的差异

作者认为再造是从无到有,对先天性外耳道完全闭锁的患者,从完全没有外耳道到全长重新再造称为外耳道再造术;而对于先天性或后天性原因致外耳道狭窄或仅有部分外耳道的患者,只需在原有外耳道基础上扩大、成形,形成完整外耳道,用"成形"或"重建"更准确,而且其手术相对再造要容易,不需要寻找耳道径路。从作者的结果看,先天性外耳道狭窄重建耳道比完全闭锁再造耳道效果更好,再狭窄或闭锁率低,仅 9.1%(2/22),我们的结果与报道的一致。本章只讲述针对先天性外耳道完全闭锁患者的外耳道再造术,外耳道成形术在下一章单列。

二、手术适应证

本章针对先天性外耳道完全闭锁的两种情况:①耳廓再造术后;②小耳畸形 I 度或 II 度,后期无需耳廓再造者。

三、手术意义

1. 改善听力　从听觉生理看,外耳道本身对声音有约 11~12dB 的增益作用。

2. 佩戴气导式助听器　再造耳道便于术后佩戴气导式助听器。

3. 进行鼓室手术的通道　经再造外耳道进入鼓室、探查、鼓室成形、内耳开窗术、病灶清除等。

4. 改善外观　再造外耳道外侧段可以改善外观,减轻患者因畸形而产生的心理压力。

四、手术时机

近年来,因适用于外耳道闭锁的各种助听装置的应用,可以在早期、无创下帮助患者解决听力问题,所以外耳道再造术更倾向于解决外观和心理问题,可在患者心理压力明显后再考虑手术。当然,也有部分患者更愿意接受模拟生理状态的外耳道再造、鼓室成形术来解决听力问题,能否采用此方案受发育条件和听力水平的限制。

因为外耳道再造相当于是人为造成了骨折,总有愈合的趋势,作者分析这是再狭窄闭锁的重要原因。青春期生长发育旺盛,再狭窄闭锁更容易发生。作者的病例中有不填塞支撑

的情况下,再造外耳道从早上到下午即可发生明显狭窄。

此外,外耳道再造术后,需要反复换药、更换纱条,会引起疼痛、不适,患儿太小常难以配合。所以,基于上述理由,作者主张外耳道再造手术宜在青春期后进行。

五、术前评估

1. 初步交流与音叉检查 从吐词清晰度可以初步评估双侧畸形者是传导性聋还是感音神经性聋。一般传导性聋吐词清晰,而感音神经性聋言语含糊,配合音叉检查进一步判定耳聋性质。

2. 纯音测听 如果单纯行外耳道再造术,可以不考虑听力问题,如同时行鼓室探查成形术、希望提升听力者,建议选择气导阈值在 55dB 及以下者。因为从作者对中外耳畸形患者的纯音听力特点分析可知,55dB 以下镫骨发育、锤砧骨畸形可能性大,所以鼓室成形术后听力改善可能性大。

3. ABR 阈值 对单侧畸形者,要测定 ABR 气导阈值和骨导阈值,以排除对侧影子听力。

4. 颞骨 CT 了解内、中、外耳发育情况及面神经走行、乳突气化情况后,根据听力、是否疑有耳道或中耳胆脂瘤,结合患者和(或)家属要求,选择手术方案。

六、手术方法

外耳道再造手术主要包括外耳道形态再造与上皮覆盖两部分。形态再造包括外侧段的软组织部分和内侧段的骨性外耳道段;上皮覆盖包括全厚皮游离移植,替尔氏皮片皮桶样植皮,以及作者改进后的多种方式。

七、手术步骤

1. 体位 患者平卧,全麻插管成功后,头偏对侧。

2. 麻醉 采用全麻,因为要用电钻磨骨,局麻患者难以忍受和配合。

1% 利多卡因(10ml+1∶1000 肾上腺素 10 滴)局部浸润麻醉,或直接用生理盐水(10ml+1∶1000 肾上腺素 10 滴)局部浸润注射。

3. 消毒 1% 碘酒 +75% 酒精,或碘伏(安尔碘),消毒术耳、耳周。铺无菌巾单。

4. 切口与皮下蒂皮瓣、骨膜瓣设计 结合颞骨 CT 先确定外耳道口位置,按以下两种情况分别处理。

(1) 耳廓再造术后:在颞颌关节后上方相当于耳甲腔内设计一开口向前(残耳部)的"W"型切口(图 2-1-7A),分离皮瓣,尽可能修薄,侧方两三角形皮瓣对合缝合,在耳屏区再造耳屏,内侧推入再造耳道覆盖前壁,中间三角形皮瓣推入再造耳道覆盖后壁,上方切口向上前方脚屏间延伸约 1.5cm。或做"V"型切口(图 2-1-7B),分离、修薄皮瓣后,向前方折叠、形成再造耳屏。

在皮下分离蒂在前上、前下方的皮下筋膜组织瓣,及与之错位的骨膜瓣,向相应方向牵开,显露乳突区骨面。分离去除上部残耳内软骨,修整皮瓣。

(2) 小耳畸形Ⅰ度或Ⅱ度,后期无需耳廓再造者

在相当于耳界沟部位后移 2~3mm 切开,切口向脚屏间切迹上前方延伸约 1.5cm(图 3-1-1),在耳界沟后切口处剔除小片耳甲腔软骨,其目的为:①扩大耳道口;②防止软骨外露感染。皮下蒂皮瓣与骨膜瓣设计同(1)耳廓再造术后，去除耳甲腔部软组织，使呈耳甲腔形态，显露乳突区骨面。耳屏部根据个体情况进行修整。

5. 骨性外耳道再造

(1) 经鼓窦寻找鼓室： 于颞颌关节后上方见密集小孔区(筛区，作者统计115耳，100%存在)，自该区前方入路，向深层磨除骨质，直达鼓窦、上鼓室，将耳道壁向前下、后下方充分扩大，再造外耳道前壁留一薄层骨壁与颞颌关节囊相隔，后下方注意勿损伤面神经，磨骨最好在面神经监测下进行。扩

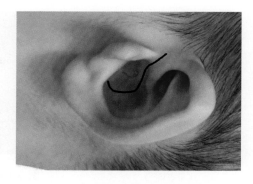

图 3-1-1　外耳道再造切口示意图

大、修整再造骨性外耳道，外侧端直径约 1.5cm，内侧鼓室端直径约 1.0cm。

(2) 直入式： 作者经验从筛区前方、紧邻颞颌关节后上方，直接向深层磨除骨质，直达上鼓室。部分患者在显露的乳突部有小凹陷、小孔洞或向深部延伸的软组织索，手术探查中发现都是相当于骨性外耳道口区，术中沿这些标志直接磨除骨质，可达鼓室腔。

如单纯解决外观问题行骨性外耳道再造，深度可以在鼓室外侧壁以外任一区域，或显露鼓室腔即可，无需探查鼓室情况，一旦显露鼓室腔，必须行鼓膜再造（Ⅰ型鼓室成形术），在术后初期改善听力 11dB 左右，单耳畸形患者声源定位能力明显改善。如未开放鼓室腔者，再造耳道内植皮即可(上皮覆盖)。

6. 鼓室探查、鼓室成形(听力重建)、镫骨底板切除、内耳开窗或半规管开窗见后续章节。

7. 鼓膜再造　自切口上方切取颞肌筋膜覆盖鼓室、鼓窦外侧(人造鼓膜)。

8. 外耳道口再造　预留骨膜瓣蒂在骨性耳道口部，向外展开与耳道口部皮瓣、皮下组织缝合，以期防止软组织向耳道口部增生，引起狭窄。

9. 再造外耳道上皮覆盖　切口部设计的皮瓣翻转入耳道口内，遗留上皮缺损区拼接植皮(薄中厚或替尔氏皮片 3~4 片)。薄中厚皮片纵向拼接缝合成皮柱状，内侧端以独立皮片缝接，中心留一小孔(利于再造鼓膜的颞肌筋膜与皮片间积液、积血引流，防止形成空腔)，或多块皮片拼接，形成皮桶状，覆盖再造外耳道及再造鼓膜表面，其外端与切口缘缝合。

薄中厚皮片切取、制备方法：①自胸部肋软骨切取原切口区、或下腹，设计梭形切口，大小根据需求而定，局部浸润麻醉后，按设计线徒手切取，然后进行修剪，尽可能薄，分片拼接植入再造外耳道内，内侧端贴于人造鼓膜表面(分片或剪孔)，外侧端与耳甲腔部皮肤切口断端缝合。胸部取皮区稍加游离、止血后，分层间断缝合，加压包扎。②残耳区修剪多余皮片，修剪成薄中厚皮片备用。皮片保存用血纱布包裹、备用，比浸泡在生理盐水中易存活，原因尚不清楚。

替尔氏皮片切取、制备方法：①大腿内侧，取皮刀切取替尔氏皮片。整块合适大小的剪成 3~4 片，或以取皮刀分片切取 3~4 片。供皮区肾上腺素棉片止血后，油纱覆盖，加压包扎。②术耳上方头皮：方法同①。头皮收缩小，供区色素沉积不明显，即使有也被头发遮盖，不影响外观，但前提是切取深度控制好，勿损伤毛囊，否则引起秃发区。

10. 再造外耳道填塞　再造外耳道内依次填入人工鼓环(可以不用，见图 3-1-2C)、明胶海绵和碘仿纱条，保持适当张力，切口间断缝合，打包加压包扎，术毕。

人工鼓环置入(图 3-1-2)　再造外耳道以移植皮片或转移的皮瓣覆盖后，内侧端在相当于鼓环部位置入人工鼓环，有鼓膜再造者，卡压移植皮片与颞肌筋膜重叠区，缺口部位对准

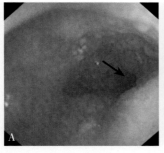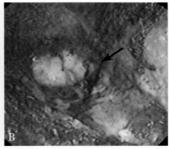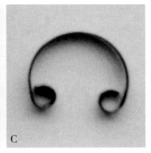

图 3-1-2 人工鼓环的应用

A. 未用人工鼓环的再造外耳道,内侧端为锥形;B. 应用人工鼓环的再造外耳道,内侧端为近
正常形态;C. 人工鼓环

耳道后下壁面神经走行区,耳道内依次填入明胶海绵和碘仿纱条。

纱条或碘仿的填塞方式:先沿耳道壁填塞一圈,然后自中心向周边填压直至适当。这样
既能保证维持压力,使移植上皮与耳道壁紧贴,利于存活,又可避免咀嚼活动致耳道填塞物
脱出。

八、术后处理

术后 5 天拆除耳包、保留耳道内填塞,3 周左右取出耳道内填塞物,包括人工鼓环。根据
上皮愈合情况、有无渗出,继续更换干纱条填塞支撑,如有潮湿,可用 4∶1 氯可粉撒在干纱条
上填塞,每天用吹风机微风保持干燥,直至植皮完全存活,颜色接近正常,可改成耳道模型支
架支撑(图 3-1-3),患者可自行操作。也可试用外耳道扩张器(图 3-1-3)进行间歇支撑和扩张,
以维持耳道形态。根据耳道内侧段形态需要,可以反复置入人工鼓环。至少 2 年内定期随访。

特别提示:术后耳道植皮愈合好的一个重要条件是保持外耳道干燥,可以每日用吹风机
的热微风吹干。

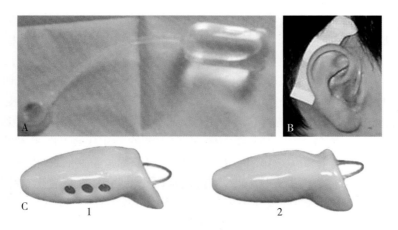

图 3-1-3 外耳道扩张器与模型支架

A. 外耳道扩张器;B. 置入再造耳道内应用的外耳道扩张器;C. 外耳道模
型支架:中间为空腔,1 为侧面有通气孔;2 为侧面无通气孔,形态因不
同患者而不同

九、目前存在的问题

主要问题是：①再造外耳道再狭窄或闭锁：报道的发生率 0~48%，我科在早期报告的发生率为 34%(17/50)。外耳道再造术一直是耳科难题，作者通过改进技术、研发器械、采用新的策略和方法，获得良好的效果，大大降低了再狭窄和再闭锁率。②再造外耳道长期有少量渗液(感染)或脱落上皮堆积。对有鼓室成形者还有③再造鼓膜外侧移位和④术后远期听力下降的趋势。

为解决上述问题，虽已采取了各种措施，如降低移植替尔氏皮片的厚度、改变耳道支撑的材料等，但都只是从单一的某种方法观察其疗效，效果均不理想。再造耳道再狭窄或闭锁仍然是耳科的一大难题。

十、防止再造外耳道再闭锁与狭窄新的策略和方法

(一) 临床现象

1. 在临床观察中作者发现再造外耳道再狭窄或闭锁表现为从内向外逐渐变浅、从耳道四周向中心逐渐变窄，直至最后完全闭锁。

2. 作者再次手术病例中发现一些情况，诸如再造鼓膜外侧移位、鼓室外侧移植上皮与移植筋膜(再造鼓膜)间有空腔、骨性耳道有骨质增生及耳道口软组织增生、移植皮片坏死区有渗出等表现。

(二) 再造外耳道再闭锁与狭窄的原因分析

根据上述临床观察作者对再造外耳道再闭锁与狭窄的主要原因分析如下：

1. 游离移植皮片收缩　游离皮片根据厚度分为裂层皮片(又称断层皮片)、全厚皮片和含真皮下血管网皮片。裂层皮片又分为的刃厚皮片(即替尔氏皮片或薄层皮片)与中厚皮片(又分为薄中厚与厚中厚皮片)。游离移植皮片有早期和晚期收缩两个过程，收缩程度与皮片厚度有关，早期收缩发生在皮片离体时，皮片越厚收缩程度越大，晚期收缩发生在移植后约半年，收缩程度与皮片厚度呈反向关系，即越厚收缩越小。但皮片存活的难易程度与厚度呈反向关系，越厚越难存活。

再造外耳道上皮覆盖以往多采用替尔氏皮片，因其薄、移植后容易存活的原因，但后期收缩大，更易狭窄、闭锁；而采用皮桶样植皮，收缩方向相对于外耳道来说总是向心性和向耳道外侧(图 3-1-4)，这与临床观察到的再造外耳道逐渐变窄、变浅和闭锁趋势是完全一致的。

2. 空腔负压的形成　正常情况下，在鼓室外侧有鼓环固定鼓膜纤维层与上皮层，而在再造外耳道内侧端游离移植筋膜与移植皮片(人工鼓膜)无鼓环固定，两者移植后收缩率不同。因此，在两层间会形成一空的负压腔(图 3-1-4)，这在作者行第二次手术的患者中得到了证实。该负压腔的形成，可直接影响声音传导，到达人工鼓膜外层移植皮片层的声能在空腔部衰减，同时空腔负压可以牵引人工鼓膜内层移植筋膜外侧移位，导致鼓膜与听骨连接脱离，相当于听骨链脱位，致听力下降；另一方面，负压作用可以诱导肉芽组织增生，沿外耳道植皮与骨壁间逐渐向外侧、向中心填充，致使耳道逐渐变窄、变浅，直至最后完全闭锁。

3. 骨质增生及外耳道口的软组织增生　在再造耳道或扩大了骨性耳道的患者，实际相当于人为造成了骨折，势必产生骨折愈合的趋势，从而导致骨质增生，因再造耳道通常较大，超出了骨折愈合的程度而留下孔道。但增生的骨质会使再造耳道变窄，这在我们行第二次

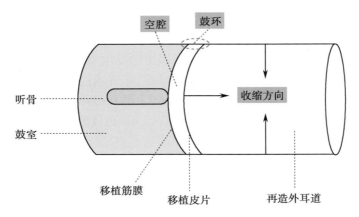

图 3-1-4　外耳道再造、鼓室成形术示意图

手术的患者得到了证实。也因此有耳科医生为避免再狭窄或闭锁,将骨性耳道扩大到 2.5cm,但因太大,影响外观,也造成患者生活诸多不便。此外,耳道口的软组织增生,临床案例是最易发生狭窄的部位,所以在手术过程中,作者采取掀起骨膜瓣形成耳道口区内壁(内侧植皮),目的就是防止周边软组织向耳道口增生,引起狭窄。

4. 骨面上植皮　因骨面血供差,皮片移植后难以存活,从整形外科学理论属禁忌证。但再造外耳道因空间小,完全以带蒂皮瓣覆盖不可能,又需要维持空腔状态,移植组织越薄越好,而皮片越薄越易存活,所以是一直采用替尔氏皮片的原因。在移植皮片不存活的区域,因为有暴露的乳突气房黏膜,会产生肉芽组织和渗出,导致长期渗液和逐渐狭窄与闭锁,而长期渗液也就是有些文献报道的感染。所以再造的外耳道一定要被上皮完全覆盖,不能遗留裸露区。另外,从作者的病例对比来看,薄层中厚皮片比替尔氏皮片效果更好,愈合后耳道上皮接近正常皮肤颜色,理论上薄层中厚皮片较替尔氏皮片存活难度更大,其原因有待进一步研究。

(三)新的防治策略与方法

基于上述再造外耳道再闭锁与狭窄原因的分析,作者提出并验证了一系列新的防治策略与方法,主要有:

1. 改善覆盖上皮种类和植皮方式,以减少皮片收缩和坏死(渗出)

(1)新的防治策略的理论依据:如前所述,游离植皮有早期和晚期收缩两个过程,早期收缩可以通过增加植皮面积来弥补,但与耳道狭窄或闭锁更密切相关的是晚期收缩,为了减少晚期收缩,需要增加皮片厚度;另一方面,皮片越厚越难存活,而且外耳道再造是在供血较差的骨面上植皮,存活率更是值得考虑的问题。因此,作者采用薄中厚皮片。同时为减少皮片整体收缩,改整块皮片桶状移植为拼接植皮,在皮片拼接缝处会形成瘢痕,与骨面固定,实际就相当于形成了一个锚定点,可以缓冲或减少皮片的收缩力,同时也可防止皮片下积血、积液。在裂层皮片上造孔能起到上述相同的作用。此外,为增加骨面上植皮区血供,自耳道口周围转移带蒂筋膜瓣或皮下组织瓣覆盖耳道骨面,再在转移软组织瓣表面植皮或自邻近转入薄层带蒂岛状皮瓣直接覆盖再造耳道,不足部分以薄中厚皮片补充覆盖。

值得注意的是:根据作者观察游离的薄中厚皮片不要在生理盐水中保存,而要保持干燥或用血纱布包裹,有利于存活,其原理有待研究。

(2)新方法:在上述理论指导下、作者比较分析了再造外耳道 7 种不同皮片及覆盖方式,结果见表 3-1-1。

表 3-1-1　多种皮片移植及覆盖方式效果比较

	不同皮片与植皮方式	闭锁/狭窄耳数	手术耳数	闭锁/狭窄发生率
改进前手术方式	1. 替尔氏皮片　桶状	17	50	①34%☆
改进后手术方式	2. 替尔氏皮片　拼接	15	33	②45.5%☆
	3. 薄中厚皮片　拼接	10	59	③16.9%*
	4. 薄中厚皮片 + 替尔氏皮片　拼接	3	11	④27.3%
	5. 带蒂岛状皮瓣 + 薄中厚皮片　拼接	2	5	⑤40%
	6. 皮下蒂皮瓣 + 薄中厚皮片　拼接	6	27	⑥22.2%
	7. 人工真皮(全部)	2　1* 失访	4	⑦66.7%
	8. 人工真皮(部分)	2	19	⑧10.5%
	改进后小计	38	158	
总计		55	208	

备注:表中③与①比较 $P<0.05$、与②比较 $P<0.01$,与④⑤⑥比较及除③以外的各组间比较,都有 $P>0.05$,无统计学差异。两个人工皮组因例数少或仅是辅助方法,未列入比较

各种不同皮片及植皮方式的临床表现

①与② 替尔氏皮片桶状或拼接植皮:植皮后经历表皮颜色变苍白或发黑、潮湿,干痂脱落等过程,完全愈合后呈现非正常皮肤颜色,较薄,长期有少量渗液或干痂脱落、堆积。

③ 薄中厚皮片拼接植皮:植皮后经历表皮颜色变暗,甚至发黑,干痂脱落,逐渐转成正常皮肤颜色的过程。

④ 薄中厚皮片 + 替尔氏皮片拼接植皮:与上两种情况相似,在替尔氏皮片区容易发生坏死、渗出。

⑤ 耳后带蒂岛状皮瓣 + 薄中厚皮片拼接植皮:带蒂岛状皮瓣转移后全部存活,在第一次取出耳道填塞物后,带蒂岛状皮瓣血供良好,无红肿、淤血等表现,约两周后呈现正常颜色。但耳道皮瓣区呈现臃肿状态,需要长期外耳道压迫、支撑。

⑥ 皮下蒂皮瓣 + 薄中厚皮片拼接植皮:皮片存活过程与中厚皮片相似,但在耳道口部因有皮下蒂皮瓣穿过,皮片易存活,但局部易变窄。

上述各种植皮从术后第一次换药到上皮完全愈合,历时 2 周至 3 个月不等。在外耳道狭窄行耳道重建的 22 耳中,以薄中厚皮片覆盖耳道皮肤缺损区,仅 2 耳发生再狭窄,其余 20 耳都愈合良好。

⑦ 全部人工真皮植皮:再造骨性耳道全部以人工真皮覆盖者,有 2 例发生坏死,1 例失访,1 例完全愈合,但在 1 个月后耳道开始狭窄。

⑧ 部分人工真皮植皮:主要在外耳道狭窄、皮肤部分缺损者应用。有 2 例皮片坏死(其中 1 例填压时间 14 天),其余均存活,填压时间仅 5 天者亦存活。

从统计结果看,薄中厚皮片拼接植皮效果最好,而且存活后皮肤呈现正常鳞状上皮形态

（图 3-1-5），耐磨性好，完全避免了替尔氏皮片移植后长期渗液或上皮脱落堆积的问题，既改善了患者的生存质量，也为后续的耳道支撑或佩戴助听器提供了有利条件。此外，薄中厚皮片均经徒手取自下腹部或胸部原切口部位，供区切口两侧皮下游离后直接拉拢缝合，仅遗留一线状瘢痕，而替尔氏皮片以取皮刀取自大腿内侧或下腹者，即使有经验的医生也难以保证取皮深度完全一致，容易在供皮区留下色素沉积区。

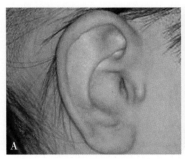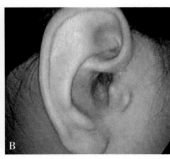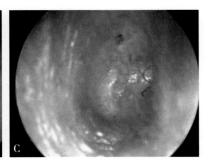

图 3-1-5　再造外耳道

A. 闭锁外耳道；B. 薄中厚皮片拼接植皮后再造外耳道；C. 为 B 的近照，清楚显示外耳道上皮和再造鼓膜

带蒂岛状皮瓣虽易存活，但使再造耳道显得臃肿、变窄，所以仅在反复植皮不存活或感染的患者考虑使用。而耳道口与耳甲腔再造时，利用多余的带蒂筋膜瓣或皮下组织瓣转移入耳道外侧段，可以防止耳道口狭窄，手术时注意保存。Narushima M 等报道 8 例采用单纯游离皮穿支皮瓣覆盖再造耳道，1 年内取得较好结果，此种皮瓣操作上有一定难度，但因其薄、血供好，理论上应该较好，尚需长期观察的临床数据。

人工真皮理论上易于存活，且使用方便，可以避免取皮手术，但在作者全部采用人工真皮覆盖再造耳道的患者，3 例有 2 例发生狭窄或闭锁，效果欠佳而停用。但对局部小块皮肤缺损者，采用部分人工真皮移植，愈合快，操作简单，可以考虑使用。

(3) 耳道渗液问题：文献中常提及耳道感染是外耳道再造常见并发症之一，从作者临床观察，采用替尔氏皮片植皮者易发生耳道渗液，有时甚至为绿色脓样，但是此种渗液多为耳道未被鳞状上皮完全覆盖，粘膜样组织或肉芽样组织渗出、感染所致，只要将裸露区重新植皮，愈合后立即终止，而且在作者采用薄中厚皮片植皮患者，只要上皮完全覆盖并愈合，无一例出现渗液问题。

2. 改进耳道鼓膜交界区处理方法，避免空腔负压形成与鼓膜外侧移位

人工鼓环（图 3-1-2C 专利号 ZL 200820078991.5），模拟生理鼓环功能，采用医用钛合金（记忆合金）制成，接触耳道后，体温下可使其膨胀，能卡压移植的筋膜与皮片（人造鼓膜），使移植物在受压部位与骨壁紧密愈合，或受压后发生坏死，形成瘢痕愈合，从而模拟纤维鼓环的生理功能，防止从内向外的逐渐变浅（鼓膜外侧移位），并使移植的筋膜与皮片紧密相贴而愈合，避免空腔负压形成，使再造鼓膜和外耳道更接近自然状态。

应用了人工鼓环的患者，均在术后第一次换药时取出，当即发现耳道内侧端形态好，而未应用者多为锥形（图 3-1-2），以后可以根据需求，将人工鼓环消毒后反复置入填压。

同时，在外耳道植皮时，其内侧端采用多块皮片拼接或留有小孔，有利于皮片与移植筋膜间气体与液体排空,表面紧密贴合,从而防止两层间空腔负压的形成。遗留小孔可以留待其自行愈合,亦可剪取小片薄层人工真皮或游离皮片覆盖。

3. 加强术后外耳道支撑与扩张,减少皮片收缩和骨质增生

如前述再造外耳道再狭窄和闭锁原因分析,植皮完全愈合后,有后期收缩,骨质有增生趋势(骨折愈合),耳道口软组织可增生,因此再狭窄和闭锁趋势一直存在,为防止其发生,需要适时进行支撑和扩张,一定的支撑(压迫)力量不仅可以维持耳道的大小,还可以防止骨质、软组织增生。以前因采用替尔氏皮片植皮,耳道长期渗出或脱落上皮堆积,无法进行支撑和扩张,需要时也只能由医生采用纱条填塞,反复换药,一旦停止后,有迅速狭窄或闭锁趋势,作者的一例6岁患者,在1天内就发生了狭窄。有采用钛合金支架或硅胶管长期支撑者,因支架非特制,形态与外耳道不吻合,所移植替尔氏皮片薄,容易磨破。而采用薄中厚皮片植皮者,愈合后耐磨性好、无渗出(图3-1-5),适合进行耳道支撑。

为解决上述问题,作者设计研发了下列相关专利产品:

外耳道扩张器(图3-1-3A、B,专利号ZL 00720172847.3)可根据术后外耳道情况通过注水(或注气)量随时控制扩张强度,对外耳道四周压力均匀,不易损伤外耳道皮肤,扩张囊内侧端的圆柱形凹面可以避免对鼓膜的压迫。置入、取出简单易行,但需家属配合注水或注气,目前型号有限,较小的外耳道难以应用;此外,如外耳道变浅容易脱出。

模型支架(图3-1-3C,专利号ZL 200910242537.8),在配有助听器室的耳科门诊,根据每位患者再造外耳道形态,制作其独特的外耳道模型,再根据模型制作成外耳道支架,形态与每位患者再造外耳道完全吻合,起到维持其形态(不能扩张)、防止再狭窄和闭锁的作用,效果良好,但有一定硬度,要防止擦伤外耳道皮肤。

使用上述两种器械的患者都可在家自行操作,减少了对医生的依赖,但应用的前提条件都是外耳道覆盖上皮愈合好,无渗出。持续1~2年,外耳道形态维持好。

结论

薄中厚皮片拼接移植加人工鼓环置入及术后有效的支撑和扩张是防止再造外耳道再狭窄或闭锁新的有效的方法。再造外耳道维持好后,解决了前述存在的三个问题,①改善患者外观;②便于佩戴气导助听器、改善听力;③对外耳道再造同时行鼓室成形手术患者,有利于分析其再造外耳道再狭窄或闭锁、远期听力下降的原因,以便寻找新的解决听力的途径和方法。

第二章

外耳道扩大成形术

在手术适应证、术前评估、手术方式、术后处理等各方面与外耳道再造相同,主要区别分项叙述如下:

一、手术适应证

本章仅针对先天性外耳道狭窄患者,虽然处理方式也适用于后天性原因(如外伤、感染等)所致的外耳道狭窄。

手术针对三类患者:①耳廓再造术后;②小耳畸形Ⅰ度或Ⅱ度,后期无需耳廓再造者;③小耳畸形Ⅲ度或Ⅳ度,伴外耳道胆脂瘤和(或)耳后脓肿,后期有耳廓再造需求者。相对于外耳道再造,多了第三种情况。

二、手术时机

对前两类患者与外耳道再造相同,建议在青春期后进行。

但对第三类患者需及时进行处理,不再等待。

三、手术方法

外耳道扩大成形术包括外耳道扩大与上皮覆盖两部分。与外耳道再造相比,骨性耳道存在,只是扩大,相对容易,覆盖上皮需求量相对完全再造者少。

四、切口设计与皮下蒂皮瓣、骨膜瓣设计

1. 对前两类患者 取耳界沟后切口,后移的距离根据外耳道口及耳甲腔的大小来确定,同时自外耳道口12点方向纵切、并向脚屏间切迹延伸1.5cm。在耳界沟后切口处剔除小片耳甲腔软骨(以扩大耳道口、防止软骨外露感染)及部分皮下组织,骨膜瓣设计与否根据耳道口大小及软组织量的情况来决定,耳道口小、软组织多的最好设计使用骨膜瓣,以防止耳道口狭窄。

2. 对上述适应证第三类患者 因后期有耳廓再造需求,在清除病灶的同时,要为后期耳廓再造保留条件,不宜采用耳后乳突根治切口,那样破坏了耳后皮肤及皮下瓣(图 3-2-1D),使后期耳廓再造受影响、甚至无法进行。所以作者研究、创新使用了新的切口方式(图 3-2-1)。

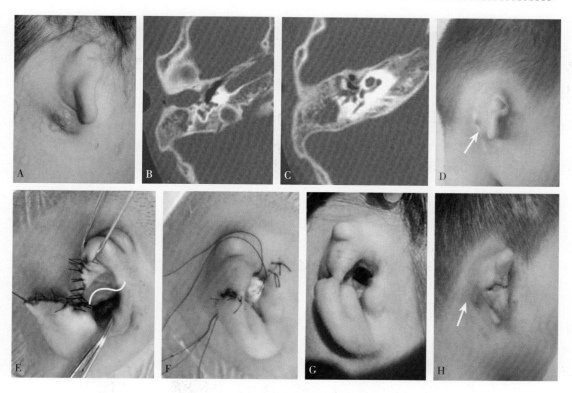

图 3-2-1　伴感染的中外耳畸形创新切口

A. 耳后脓肿；B、C. 外耳道胆脂瘤、中耳乳突炎；D. 乳突根治切口(箭头)；E. 预留再造耳垂、耳道扩大成形切口；F. 术毕；G. 术后，耳后皮肤、残耳条件保存完好，扩大重建耳道完好；H. 耳后脓肿切除部位仅遗留小瘢痕(箭头)

新手术切口的效果　既完成了感染病灶清除手术、又预留了后期耳廓再造手术条件。具体为：①保存了后期耳廓再造的皮肤、皮瓣条件。耳后无切口瘢痕或仅遗留脓肿破溃口部小瘢痕(图 3-2-1H)，这是耳后乳突根治切口(图 3-2-1D)不可能实现的目标。②扩大成形耳道形态好。③残耳保持术前形状。预制再造耳垂后将切开残耳缘对接缝合 1~2 针(图 3-2-1F)，残耳基本恢复术前状态，防止术后两残端漂浮，对患者术后无心理影响。因术后至少 3~6 个月才能开始耳廓再造手术，所以维持形状很重要。

先天性中外耳畸形涉及外观和听力改善序列手术安排，顺序正确与否直接决定了最终的整体效果，如耳后皮肤条件完好是耳廓再造术效果满意的前提，所以前期手术一定要预留好后期手术的条件。

新手术切口的优点：①操作简单、可执行性强。但在设计时需要根据对侧耳廓大小、位置设计预制耳垂的大小和位置，以及耳道口的大小、位置。②手术可操作的范围包括乳突、中耳腔、外耳道及耳后脓肿区，根据需求扩展。但较理想的方案是：耳廓再造及外耳道、中耳重建手术由同一位医生完成，或由耳科医生、整形外科医生协作完成，提前做好序列手术计划，既能减少手术次数，又能达到最佳效果。

因新手术切口的优点，对有残耳、后期有耳廓再造需求，但又必须先行耳道、中耳乳突手术者，简而言之，既想保留后期耳廓再造条件，又需在术区进行切口、有瘢痕形成可能者，均可采用此切口设计达到目的，值得推广应用。

五、外耳道、耳后病灶处理

充分扩大、修整骨性外耳道,清理耳道内胆脂瘤,彻底清除耳后脓肿,耳后病灶切口尽可能小,通常外耳道有窦道通向耳后脓肿,必须刮除窦道内病变组织,防止复发。

六、进入鼓室方法

沿狭窄外耳道直达鼓室。在面神经监测下尽可能扩大骨性外耳道和中耳腔,骨性外耳道直径约 1.0~1.5cm。

七、效果

从临床效果看,外耳道扩大成形术再狭窄和闭锁的概率比外耳道再造术明显减低,仅9.1%(2/22),作者的结果与报道一致,其原因尚不清楚。

总之,针对外耳道扩大成形术与外耳道再造术除以上几点主要差别外,处理基本相同,总体上手术相对容易,效果相对更好。

第三章

鼓室成形术

本章鼓室成形术专指针对先天性中外耳畸形(外耳道闭锁或狭窄)患者外耳道再造或扩大成形术后,同时进行的鼓室成形术。手术方式与中耳炎患者鼓室成形术类似,在此类患者主要应用的有Ⅰ、Ⅱ、Ⅳ型鼓室成形,因为术式在《实用耳鼻咽喉科学》(黄选兆,汪吉宝主编,北京:人民卫生出版社,1998)、《手术学全集耳鼻咽喉科卷》(姜泗长主编,北京:人民军医出版社,1994)中都有详细描述,本章主要关注与其有差异的部分。

一、适应证

根据作者临床经验总结,对患者的要求如下:

1. 言语频段 0.5~4kHz 各频率气导阈值在 55dB 以下,鼓室成形术的目的是为提高听力,从作者统计结果看远期呈下降趋势。

2. 有鼓室腔、乳突气化良好者,有操作空间。

3. 有模拟生理状态的听力改善要求。

二、术前评估

1. 初步交流,吐词清晰。音叉检查提示传导性耳聋。

2. 纯音测听 0.5~4kHz 各频率气导阈值在 55dB 以下。

3. ABR 阈值 骨导正常,排除对侧影子曲线。

4. 颞骨水平位 CT 了解内中外耳及面神经发育情况。

三、手术时机

同外耳道再造和外耳道成形术(详见第三篇第一章、第二章)。

四、手术过程

1. 进入鼓室 完成骨性外耳道再造或扩大成形术后,经鼓窦或外耳道直达鼓室腔。尽可能扩大鼓室腔,一般前下骨质较厚,磨除范围较大,保留好薄层与颞颌关节囊相隔的骨板即可;后下方注意保护面神经,最好在面神经监测下进行。

2. 鼓室探查 探查鼓室腔大小、听骨发育及听骨链活动、圆窗与卵圆窗发育,尤其是镫骨和卵圆窗发育情况（决定听力水平和听骨链重建方式）、面神经水平段骨管及锥段、垂直段走行。

在作者统计手术探查的 119 耳中主要有鼓室腔狭小（94.1%）、锤砧骨一体（62.2%）、明确有镫骨发育（47.1%）、镫骨未探查（43.7%）。部分患者因鼓室腔极狭窄，刚容纳粗大的锤砧骨体，如需探查镫骨及底板情况必须取出畸形锤砧骨，但如术前纯音听阈评估、颞骨 CT 情况分析镫骨发育可能性大、锤砧骨体活动好，为避免损伤而直接进行鼓室成形术，未进行镫骨探查。作者经验：术前 0.5~4kHz 各频率气导听阈值 55dB 以下者，多仅锤骨柄部与周围骨壁一体，即外固定，分离后听力可有改善，这是我们选择鼓室成形手术的指征。但 1~2 年后，听力仍呈下降趋势。作者经历一例锤砧骨外固定分离者，第二次手术探查形成坚硬骨痂。

此外，在部分鼓室黏膜肥厚者，术前颞骨 CT 易误以为中耳炎，实际可能是发育中尚未吸收的中胚层组织，可以不处理。外耳道狭窄者多有发育的小鼓膜。

3. 听力重建 根据探查情况，鼓室成形的主要方式如下

（1）Ⅰ型鼓室成形术：锤骨柄外固定松解后，自切口上方切取颞肌筋膜覆盖鼓室、鼓窦外侧（人造鼓膜），表面覆盖游离移植上皮。

（2）Ⅱ型鼓室成形术：取出外侧畸形的听骨块，以 Porp 或修剪取出的畸形听骨块与发育的镫骨连接，进行听骨链重建，外侧同Ⅰ型鼓室成形术再造鼓膜和外耳道。

（3）Ⅳ型鼓室成形术：镫骨底板发育、活动好，但镫骨上结构缺如，锤砧骨发育（需取出）或未发育，取人工听骨 Top 植入、听骨链重建，再造鼓膜和外耳道。但此植入 Top 听骨不稳定，容易脱位，采用助听装置改善听力更可靠。

镫骨底板切除、Piston 植入术与内耳开窗或半规管开窗术：对镫骨底板未发育或固定，须行内耳开窗或镫骨底板切除术，详见第三篇第四章、第五章。

4. 后续手术步骤及处理见第三篇第一章外耳道再造术。

五、效果

从作者的统计数据及文献报道，部分患者行外耳道再造与鼓室成形术后可提高听力，但远期听力呈下降趋势（图 3-3-1）。

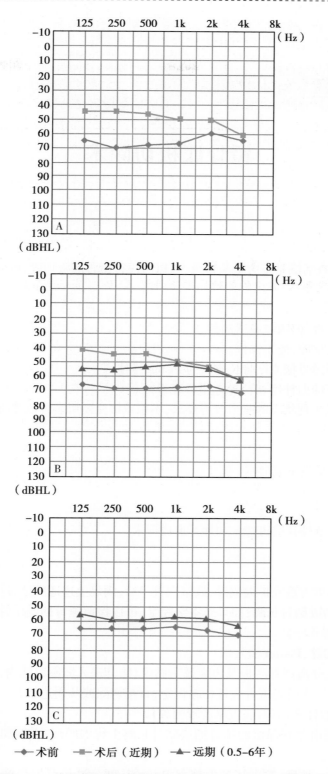

图 3-3-1　外耳道再造与鼓室成形术后各组平均纯音气导听阈
A. 52 耳；B. 13 耳；C. 20 耳(术后指手术后 1 个月以内)

第四章

镫骨底板切除术

续前章鼓室探查后满足下方适应证者,可以考虑行镫骨底板切除、Piston 植入术。

一、适应证

1. 镫骨底板发育、但固定或活动差。
2. 有足够的鼓室腔,便于操作。
3. 有可保留的锤骨柄或砧骨长脚做为 Piston 悬挂区。
4. 无畸形下垂的面神经(管)遮挡镫骨底板区。
5. 患者有模拟生理状态的听力改善要求,不愿意接受助听装置改善听力。

二、术前评估

同第三篇第三章鼓室成形术。

三、手术时机

同第三篇第一章外耳道再造术和外耳道成形术。

四、手术过程

完成骨性外耳道再造或扩大成形、鼓室探查术后,满足上述适应证者可以进行本手术。

1. 保留锤骨柄或砧骨长脚:如果鼓室空腔窄,可以保留锤骨柄或砧骨长脚之一,取出另一听骨,扩大鼓室操作空间。

2. 镫骨底板切除、Piston 植入术

(1)切除底板:分离镫骨底板及边缘鼓室黏膜(防其进入卵圆窗缘内,影响愈合,引起外淋巴漏),可以采用笔式激光镫骨底板切除设定,直接切除或从周边切开一圈后取出,或微型钻磨除底板,或菱形针开孔(对底板厚者较困难)。

(2)测量:卵圆窗龛到保留的锤骨柄或砧骨长脚上缘的距离,再增加 0.5~1mm 长度,作为植入 Piston 长度。

(3)修剪 Piston 长度:按上述数值修剪 Piston 长度。过长有损伤椭圆囊、球囊导致全聋的风险,过短未能接触到卵圆窗内外淋巴液,无法传递声信号,也就无法改善听力,手术无效。

（4）**植入 Piston**：先将外侧端挂钩挂在保留的锤骨柄或砧骨长脚上，钩下方可植入小脂肪颗粒，防止其下滑，然后将另一端推入卵圆窗内，调整好位置，触探听骨链活动度，扣紧上方挂钩，脂肪颗粒围于卵圆窗 Piston 周边，防止外淋巴漏。

3. 后续手术步骤及处理见第三篇第一章外耳道再造术。

五、效果

从我科的病例可见手术后效果欠理想（图 3-3-1）。

因此类患者目前可以通过多种助听装置改善听力，所以，如患者不是非模拟生理状态的听力改善不可，建议直接佩戴助听装置，或选择风险相对小的植入式助听装置效果更好。

第五章

内耳开窗术

续前章鼓室探查后满足下方适应证者,可以考虑行内耳开窗术。与镫骨底板切除术的差异如下:

一、适应证

1. 无镫骨底板发育。
2. 有足够的鼓室腔,便于操作。
3. 有或无可保留的锤骨柄或砧骨长脚,做为 Piston 悬挂区。
4. 有相当于镫骨底板区的可视区,无畸形下垂的面神经(管)遮挡。
5. 患者有模拟生理状态的听力改善要求,不愿意接受助听装置改善听力。

二、手术过程

1. 完成骨性外耳道再造或扩大成形、鼓室探查术后,满足上述适应证者可以进行内耳开窗术。

2. 保留锤骨柄或砧骨长脚 尽可能保留锤骨柄或砧骨长脚之一,便于 Piston 悬挂,如果没有,按前述Ⅳ型鼓室成形处理。

3. 内耳开窗 分离相当于镫骨底板区黏膜(防其进入开窗缘内,影响愈合,引起外淋巴漏),可以采用笔式激光或微型钻磨除骨质,保留或不保留内侧黏膜层。

4. 听力重建

(1)保留锤骨柄或砧骨长脚:按镫骨底板切除、Piston 植入术后续步骤执行。

(2)无锤骨柄或砧骨长脚保留:保留内耳开窗区内侧黏膜层者直接按前述Ⅳ型鼓室成形术后续步骤执行。

未保留内耳开窗区内侧黏膜层的,术耳上方取小片颞肌筋膜或脂肪颗粒,覆盖开窗区后,再按前述Ⅳ型鼓室成形术后续步骤执行。但此种植入 Top 听骨不稳定,容易脱位。

5. 后续手术步骤及处理见外耳道再造术。

三、效果

欠佳。有锤骨柄或砧骨长脚保留者,效果同镫骨底板切除、Piston 植入术。但因有感音神经性聋、甚至全聋的风险,且助听装置改善听力效果更可靠,所以此类患者建议采用助听装置改善听力。

第六章

半规管开窗术

从我科的统计结果显示：

半规管开窗术效果不理想（图 3-3-1），且有眩晕、感音神经性聋、甚至全聋的风险。而目前针对先天性中外耳畸形患者可用的多种助听装置改善听力效果更好、风险更小，所以作者不建议采用半规管开窗术，在此不再赘述。

第七章

助听器（HA）

1. 声音传导方式 声音传导分气导方式和骨导方式两种。在第一篇第一章听觉功能中已有讲述气导方式，声波经过外耳道到达鼓膜，使其产生振动，再经听骨链、前庭窗到内耳（耳蜗），引起外淋巴振动，经耳蜗毛细胞将机械能转化为电能，刺激听神经产生神经冲动，再传至大脑听觉中枢完成听觉传导功能。骨传导方式是声波通过颅骨振动直接传至内耳（耳蜗），不经过外耳道、鼓膜和听骨链。正常情况下气导方式占绝对优势，但当气导减弱时（耳聋），骨传导作用就可显示。

2. 助听器种类 根据上述声音传导方式，在耳聋时帮助改善听力的助听器（Hearing Aids，HA）分为两种：气导助听器和骨导助听器。

第一节 气导助听器

1. 助听原理 将声音信号放大（增益），再经气导途径（外耳道、鼓膜、听骨链、前庭窗到内耳（耳蜗）、外淋巴、毛细胞、听神经）到达大脑听觉中枢。

2. 适应证 因为先天性中外耳畸形多为外耳道闭锁或狭窄，气导助听器无法使用，需先完成耳道再造才能使用，但耳道再造仍是高难度手术，再狭窄和闭锁问题尚未完全解决。

3. 佩戴方式 传统的有盒式、耳背式以及耳内式等。现在改进的对外观影响小的有耳内隐形式及眼镜式（仅有内端带封闭膜的小通气管置入外耳道内）。但因气导助听器本身传导方式所决定，需要密闭外耳道。

4. 效果 从作者临床经验看，先天性中外耳畸形患者应用气导助听器不如骨导助听器好，原因：①效果不如骨导助听器，可能与气导和骨导两种声音传导方式有关。对先天性中外耳畸形患者，虽然通过手术解决了闭锁耳道问题，但鼓膜、听骨链发育都有畸形，通过外耳道传至鼓膜、听骨链的声音不能产生正常的增益作用，如鼓膜有效振动面积与卵圆窗面积比、听骨链杠杆作用等均与正常结构有差异；而骨导助听器通过骨传导直接达内耳，避开了畸形外耳道、鼓膜和听骨链，所以增益效果可能更好。②舒适性骨导助听器更好。

5. 气导助听器的缺点 ①堵耳效应，因为要产生增益作用，耳道内气流不能外溢，必须密封，所以会产生堵耳效应，长时间佩戴会有不舒适感，尤其小儿不愿意佩戴。②啸叫反应，增益越大，更易产生啸叫反馈，甚至形成噪音、产生不舒适感，长时间佩戴可能产生噪声性损伤,加重耳聋。③增益有限,对重度、极重度聋的患者效果差或无效。

从作者的统计数据看,耳廓再造在 10~15 岁效果最好,在此前尽量保存好再造耳廓的局部皮肤条件,不宜先进行外耳道再造手术。因此,作者不建议此类患者先采用气导助听器,所以本文不再赘述。

第二节 骨导助听器（BCHA）

1. 原理 骨导助听器(bone condutive hearing aids,BCHA)是通过骨传导方式改善听力效果的一种助听设备,其工作原理是:声音处理器通过麦克风接收声音,声音引起的振动通过颅骨和颌骨传送到内耳,使内耳的淋巴液推动毛细胞,毛细胞再将这种运动转变成电脉冲,通过听觉神经传到听觉中枢,产生听觉。

2. 适应证 与 BAHA、骨桥类似,骨导助听器主要适用于传导性聋、混合性聋或单侧感音神经性聋患者。

理论上特别适合于先天性中外耳畸形的患者:①无需外耳道,先天性中外耳畸形的患者因外耳道闭锁(90.6%,492/543 耳)或狭窄(7.6%,41/543 耳)无法佩戴气导助听器,且气导助听器效果不如骨导助听器好。②先解决迫切需求的听力问题,保留后期耳廓再造条件,改善听力的手术可在外观手术后再进行。③婴幼儿期,佩戴简单、无需手术、无风险。

从作者的临床病例应用效果看,证实骨导助听器是先天性中外耳畸形,包括双侧或单侧畸形患者,无论传导性聋或混合性聋,都是很好的听力解决方案,尤其适合于婴幼儿外耳道闭锁者,无创、简单、有效。

3. 骨导助听器效果 作者统计分析了23 例佩戴骨导助听器的先天性中外耳畸形患者,其中12 例双侧畸形和11 例单侧畸形,比较其佩戴骨导助听器前后的日常交流情况及声场下纯音测听或条件反射测听 0.5~4kHz 气导阈值改善情况,均获得良好效果。0.5~4kHz 声场下纯音或条件反射气导阈值,12 例双耳畸形者平均改善为 31.1dB,由助听前的 63.6dB 达到助听后的 32.5dB,较正常 25dB 相差 7.5dB,从交流困难达顺利完成日常交流水平;而 11 例单侧畸形者患侧平均改善为对侧掩蔽前 49.9dB(助听前 72.3dB 至助听后 22.4dB)与对侧掩蔽后 34.7dB(助听前 72.3dB 至助听后 37.6dB)。掩蔽前后的差值 15.2dB,相当于对侧的"头影效应",所以助听后经改善听阈值及"头影效应"(15.2dB),可以达到平均阈值 22.4dB(正常水平),同时,患者声源定位和双侧声音平衡感明显改善。

4. 听力改善频率分布 12 例双耳畸形者在 0.25~4kHz 助听后各频率平均听阈值分别为 37.7dB、27.5dB、30dB、31.7dB、40.8dB,即 27.5~40.8dB 之间,离正常水平(25dB 以下)有 2.5~15.8dB 差异;而 11 例单侧畸形患者对侧掩蔽前各频率平均听阈值分别为 14dB、23dB、7.5dB、23.5dB、25.5dB,均达正常水平,而对侧掩蔽后各频率平均听阈值分别为 40.6dB、37.5dB、31.9dB、33.8dB、47.1dB。从双侧畸形者和单侧畸形掩蔽后助听阈值看,相对地中间区 0.5kHz、1kHz、2kHz 较两端 0.25kHz 和 4kHz 助听后阈值更接近正常值,未达正常水平,但单侧畸形者无掩蔽时各频率均达正常水平。

此外,骨导阈值有 30~45dB 的 5 位患者,助听后各频率气导听阈值不比骨导阈值正常者差,说明部分的骨导阈值在 30~45dB 不影响助听效果,即混合性聋也能获得良好效果。

5. 佩戴方式 现在的骨导助听器体积小,佩戴方式多样,有眼镜式、软带式(发带式)和发夹式佩戴方式(图 3-7-1)。软带式(发带式)适合婴幼儿、女性患者;发夹式适合女性患者,但对婴幼儿颅骨产生压力,严重的可致颅骨凹陷、变形;眼镜式适合学龄儿童以上所有患者,尤其有佩戴眼镜者,助听和眼镜问题同时解决,不影响外观。

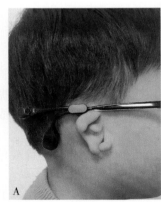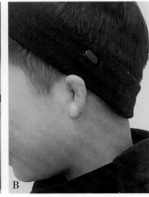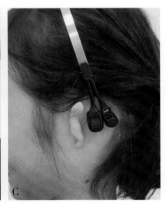

图 3-7-1　骨导助听器佩戴方式
A. 眼镜式;B. 发带式;C. 发夹式

此外,有 2 例患者先佩戴气导助听器,其中一例改为佩戴骨导助听器、另一例改为佩戴软带 BAHA(属骨导助听器),均自觉骨导助听器效果较气导助听器好,且骨导助听器无堵耳效应和啸叫,更舒适,也避免了对鼓膜、听骨链、耳蜗的损伤。

总之,骨导助听器对先天性中外耳畸形患者,无论是双侧还是单侧畸形都是一种有效、简单、无创、相对经济的听力解决方案,尤其适用于婴幼儿患者。

第八章

骨锚式助听器（BAHA）

第一节 简 介

骨锚式助听器（bone-anchored hearing aids, BAHA）在国外已有 30 多年历史，我国直到 2010 年 5 月才正式上市。全球已有超过 10 万的使用者，一些国家属医保范畴，因其手术相对简单，风险相对较小，因此成为诸如先天性中外耳畸形（耳道闭锁）患者的首选听力解决方案。

一、BAHA 的工作原理

BAHA 是通过骨传导方式改善听力效果的一种助听设备，其工作原理是：声音处理器通过麦克风接收声音，声音引起的振动通过颅骨和颌骨传送到内耳，使内耳的淋巴液推动毛细胞，毛细胞再将这种运动转变成电脉冲，通过听觉神经传到听觉中枢，产生听觉。

二、BAHA 的组成

BAHA 包括声音处理器、基台和钛质植入体三部分，全植入式 BAHA 无钛质植入体外露，植入体与体外声音处理器通过磁体吸附（图 3-8-1）。

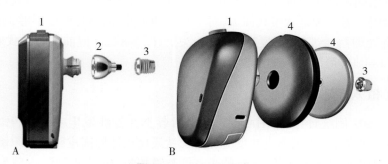

图 3-8-1 BAHA 组成

A. 声音处理器（1）、基台（2）和钛质植入体（3）（第 3 代）；B. 声音处理器（1）
（BAHA 5）、内外磁体（4）和钛质植入体（3）（第 4 代）

三、BAHA 的适应证

BAHA 主要适用于传导性聋、混合性聋或单侧感音神经性聋患者,在 0.5~4kHz 骨导平均阈值在 55dB HL 内为适用范围,因其不经气导途径,故无须关注气导阈值。

1. 传导性聋 包括双侧先天性中外耳畸形(外耳道闭锁)、双侧中耳炎、双侧耳硬化症等,在一侧佩戴 BAHA 后,生活质量、纯音听阈值全部得到改善,尤其对双侧先天性外耳道闭锁患者效果最好。

2. 混合性聋 BAHA 能有效绕过气导部分,改善骨导听力,补偿感音神经性听力损失,因此,对于混合性耳聋患者,在言语理解和声音质量方面,能获得比气导助听器更好的效果,但当感音神经性聋超过 70 dB HL 或佩戴 BAHA 65dBSPL 言语识别率低于 40% 时,选择耳蜗植入更好。

总之,对传导性聋和混合性聋,一侧佩戴 BAHA 后,在言语接收、声音定位、音质等主观感觉和客观检查上均有明显改善,尤其在噪声环境下获益明显。

3. 单侧感音神经性聋 如单侧听神经瘤术后,听力完全丧失者,佩戴 BAHA 后,在主观感觉上有明显改善,但在客观听力学检查、声音定位和噪声环境下改善不明显。

四、BAHA 在特殊情况下的应用

1. 双侧佩戴 BAHA 双侧传导性耳聋的患者,双侧佩戴 BAHA 后,在声音定位、安静和噪声环境下言语识别能力明显改善。

2. 单侧传导性耳聋 对单侧耳聋佩戴 BAHA 的结果,报道各不相同,有报道单侧先天性外耳道闭锁、中耳炎佩戴 BAHA 后,明显改善患者生存质量和听力障碍评分;有的统计资料显示听力学检查无太大改善,但患者感觉改善明显;而另有统计结果显示,在少数人或一对一交流时有明显改善,且长期单侧聋者主观感觉比近期聋者要好,但在言语质量和空间定位能力评分上没有显著差异。但总的来说助听有效。

五、BAHA 佩戴方式

BAHA 佩戴有两种方式:一种是植入式 BAHA(图 3-8-1),将钛质植入体通过手术固定在颞侧颅骨上,使其与颅骨通过骨融合的方式成为一体,骨融合在术后 6 周左右就可以完成,再通过基台拧紧固定声音处理器。现有正在临床试验的第五代产品,全植入式,体内外两部分通过磁体吸附。另一种是软带式佩戴,对于较小的患儿,因颅骨厚度不够,植入体不稳定,可直接将声音处理器通过软带(发带)固定在头上(图 3-8-2)。但前一种方式对听力改善的效果更好,在 1~4kHz 可进一步改善 5~20 dB。

六、BAHA 植入手术并发症

在 Hobson 602 例统计中,BAHA 植入体术后各类并发症发生率为 23.9%,其他报道发生率 6.1%~59% 不等,主要包括皮肤反应、感染、钛质植入体周围皮肤软组织增生、骨融合失败、基座丢失、需再次手术修正等,罕见的尚有硬脑膜脓肿、局部神经瘤、疼痛等。

但随着全植入式 BAHA 的应用,无钛质植入体外露,植入体与体外声音处理器通过磁体吸附,从而避免了皮肤反应、感染等并发症,也无需局部护理。

七、BAHA 与气导助听器比较

慢性化脓性中耳炎患者与正常志愿者佩戴 BAHA 和气导助听器比较,无论是安静还是噪声环境下声场测听和时程辨别、时间间隔分辨、辅音识别等听力学有关检测均无明显差异,但 BAHA 佩戴不受耳流脓的影响,在中耳炎患者助听装置选择中占优势。

第二节　软带 BAHA 在先天性中外耳畸形患者的应用

先天性中外耳畸形患者多表现为传导性耳聋,严重者可为混合性聋。对于双侧患者,听力差,日常交流困难,又有改善外观和听力的双重需求。从作者的临床统计结果看,目前改善外观最常用的自体肋软骨支架耳廓再造术在 10~15 岁效果最佳,因此,需要为后期手术保存局部皮肤条件,不宜进行对局部皮肤有损伤的手术,而患者改善听力的需求又很迫切,因无耳道,常用的气导助听器无法使用。因此,软带 BAHA 成为此类患者听力解决方案的良好选择之一。

从作者佩戴软带 BAHA 的双侧先天性中外耳畸形患者统计数据看,均获得良好的效果,与文献报道也是一致的。佩戴软带 BAHA 前均交流困难,助听前后 0.25~4kHz 纯音或条件反射测听(声场)平均气导听阈比较见图 3-8-2B,助听后改善 30.2dB(助听前 63.5dB 至助听前后 33.3dB),助听前双耳平均气导阈值差 4.7dB,骨导听阈均小于 25dB。患者和(或)家属对其佩戴后交流情况非常满意,有一例 3 岁患儿甚至对其产生依赖,每天晨起后会自己去寻找 BAHA 佩戴。

1. 软带 BAHA 听力改善频率分布　从作者的数据看,软带 BAHA 在 0.5kHz、1kHz 改善最明显,呈现中间频段听力改善更明显、两头向下的弧形曲线型(图 3-8-2B)。

2. 软带 BAHA 适应证　从作者的病例结果及文献报道,均显示软带 BAHA 特适用于

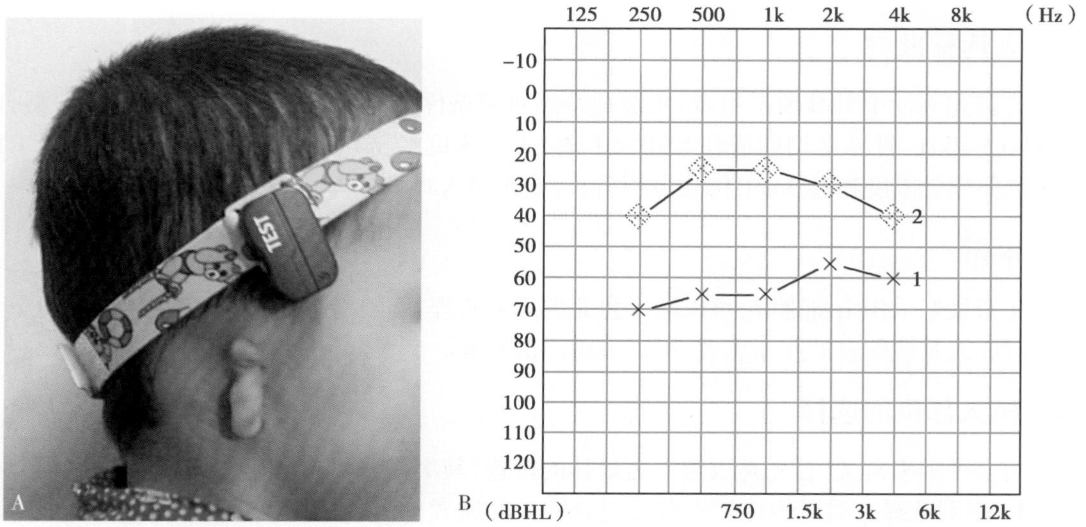

图 3-8-2　软带 BAHA 佩戴方式(A)及效果(B):平均纯音气导听阈
1. 助听前;2. 助听后

双侧先天性中外耳畸形（双侧外耳道闭锁）患者：①助听后患者生活质量、纯音听阈值得到明显改善；②无需耳道，患儿 3 月龄即可开始佩戴，不影响和耽误患儿学习与交流；③无需手术，无手术风险及相关并发症。因此更适合于幼儿及老人。

当然，软带 BAHA 亦有其缺点，主要是影响外观，部分患者难以接受，同时效果较植入式佩戴者相差 5~20dB。因此，对于小儿，可在其长大后有需求时，再将软带佩戴改为植入式佩戴。

总之，软带 BAHA 的应用，为先天性中外耳畸形患者提供了一种很好的听力解决方案，尤其适合于婴幼儿，简单、有效、无风险，尤其双侧畸形者效果更佳，单侧佩戴 BAHA 后，在言语接收、声音定位、音质等主观感觉和客观检查上均有明显改善，尤其在噪声环境下获益明显。

第三节　BAHA 植入手术

一、手术方式

根据患者年龄、颞骨的厚度和质量以及有无其他特殊情况，BAHA 钛质植入体植入手术可一期完成（一期手术）和分期完成（二期手术）。通常，对于骨质厚度大于 3mm 且质量较好的患者，如多数成人、部分年龄超过 9 岁的儿童，可采用一期手术完成；而对于骨质较软或厚度小于 3mm 的儿童患者、以及因某些因素，如骨质受过辐射、经过开颅手术以及有特殊需求（如精神需求）的患者，则需要采用二期手术。

实施第二期手术的时间取决于在第一期手术时了解患者颞骨厚度和骨质状况。如果骨质疏松，则第二期手术间隔时间就相对延长。随着患者年龄的增大和骨厚度的增加，第一期手术与第二期手术的间隔时间可以相对缩短。对于颞骨厚度小于 3mm 的儿童，两期手术的间隔时间 3~6 个月，其他在此基础上酌情增减。

二、入选标准

双侧先天性中外耳畸形患者，术前纯音测听或条件反射测听为双侧传道性耳聋或混合性聋，0.5~4kHz 骨导平均阈值在 55dB HL 内，患者家庭经济状况能承担相应费用，颞骨 CT 显示颞侧颅骨厚度超过 3mm，综合分析后，可选择植入式 BAHA 作为听力解决方案。

三、麻醉

儿童最好采用全身麻醉，可以减少患儿的恐惧心理，能顺利完成手术。因手术相对简单，所以对成人及能配合的儿童患者，可以采用局部麻醉。

四、植入部位的选择

与多种因素有关，首先是改善听力最佳的位置，其次是美观和患者戴取方便。

1. 侧别选择　对双侧传导性聋或混合性聋的患者，推荐采用双侧植入，研究结果显示，双侧植入可以获得更好的定向能力和空间感知能力，以及在嘈杂环境中更好的言语理解能力；如果只采用单侧植入，则应将植入体放置在骨导阈值较好的一侧。对于单侧耳聋的患者，应将植入体放置在耳聋的一侧。

2. 耳后植入部位　使用 BAHA 指示器标注预期植入的位置，通常位于耳道后上 50~55mm 处，耳后局部颅骨较平、上方稍高于或平齐（再造）耳廓或预设再造耳廓上缘平面，当患者与人交流时，可以让耳廓遮挡耳后言语处理器，避免被发现，但又需不阻挡对方声音气流。前方避免声音处理器与耳廓接触，以免产生摩擦和压迫（图 3-8-3）。

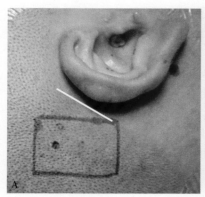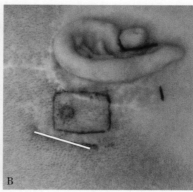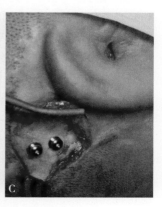

图 3-8-3　植入式 BAHA 耳后植入部位（黑框）与切口（白线）及钛质植入体
A. 畸形耳廓后方植入；B. 再造耳廓后方植入；C. 钛质植入体 2 枚，其中 1 枚为备用的睡眠植入体

3. 特殊情况

（1）小耳畸形患者后期有再造耳廓需求者，植入部位应后移，以保留好皮瓣。作者要求在耳廓再造后同期完成 BAHA 植入。

（2）左力手：部分患者习惯于使用左手，因此植入左侧，患者摘取操作时更方便。

（3）驾驶员：通常喜欢将植入体放置在面对旅客的一侧。

（4）头饰：要经常戴帽子或戴安全帽的患者，需要进行特殊的考虑。

五、手术步骤

分以下三种情况：①耳廓再造术同时进行；②小耳畸形，但以后无耳廓再造计划；③特殊情况必须先进行 BAHA 植入，如捐助，以后有耳廓再造需求。

（一）BAHA 植入一期完成手术步骤

1. 标记　采用 BAHA 指示器标注植入位置（图 3-8-3）。耳廓再造术同时进行者直接标记在骨面，针对上述第 3 种情况，后期仍有耳廓再造需求者，切口及植入部位必须后移，预留耳廓再造皮肤和皮下组织区。对第 2、3 情况，用注射器沿标记点将少许亚甲蓝注入，直达骨面。

2. 切口　与耳廓再造术同时进行者无需再单独做切口和切除皮下组织，上述第 2、3 种情况，可以采用直切口或（椭）圆形切口。

（1）直切口：通常沿耳廓后方的发际线方向，长为 3~3.5cm，根据皮下组织的厚度，可调整切口长度。

（2）（椭）圆形切口：可大部分在耳廓后方发际线后，直径约 3~4cm，根据具体情况适当扩大或缩小,可以保留前方蒂部,便于复位覆盖创面区后的存活和美观。

3. 切除皮下组织　切除植入部位(亚甲蓝标记)周围约 4cm×6cm 的皮下组织,显露深面骨膜,可根据患者情况,适当调整,切除的软组织区通常应沿植入体呈对称分布。推荐将植入体植于切口线后方 0.5~1cm 处。

4. 切除骨膜　牵开切口,切除植入部位(亚甲蓝标记点)周围约 1cm 骨膜。

5. 钻孔　先用导孔钻,将钻头设定为高速状态,2000 转 / 分钟,同时冲水冷却,深度为 3mm。要保证钻头与骨面垂直。钻头指示器有助于确定钻孔方向。

注意:①在钻孔过程中,要反复检查孔洞底部的骨质情况,防止钻穿骨质损伤硬膜或乙状窦壁。②因在 42℃、1 分钟就可致骨细胞死亡,所以钻孔过程中冷却非常关键。如果骨质足够厚,则可去除导孔钻上的白色隔离器,加深钻孔,直达 4mm 深度。

6. 扩孔　使用扩孔钻,转速 2000 转 / 分(高速状态),将孔洞扩大,使其与植入体的直径匹配。

注意:①扩孔钻设有自动停止功能,但是,钻孔时不能用力挤压,尤其是在松质骨表面,防止钻孔过深。②注意冲水冷却。③不要在扩孔钻之后使用导孔钻,因为导孔钻的直径小于已钻取孔道的直径。④不能将容纳植入体螺纹的洞口扩张过大,否则降低植入体的初始稳定性。

7. 放置植入体(与基座相连)　拧开装植入体的安瓿盖子,取出与基座相连的植入体,放置在器械托盘的固定器上。使用基座插入器拾起植入体,不要冲洗,直接将植入体置于准备好的骨质孔洞口。将钻头设定为扭矩状态,通常密质骨设置为 40~50Ncm,松质骨设置为 20~30Ncm,启动,直至其第一个螺纹进入骨质内,然后立即开始冲水。在植入体进入骨质前,不能冲水,如果在这时冲水,会使其随植入体压缩进入骨髓腔内。当达到预设的扭矩后,Osscora 手术器械会自动停止运转,且听到蜂鸣声。再将基座插入器从植入体上方分离、去除(图 3-8-3C)。

注意:

① 在将植入体植入骨质之前,除了安瓿和基座插入器外,植入体不能与其他任何物品接触。为了成功地进行骨融合,植入体表面不得存在任何的污染物。

② 如果植入体没有正确地进入孔道内,按压机身上的"反向"按钮,并旋出植入体,然后确定正确的角度后再次将植入体插入。这种方法只能尝试一次。

③ 如果在植入体到达孔底之前钻即停止了旋转,则将植入体倒转一周,通过钻孔系统控制面板上的"+/−"来增大扭矩。

④ 特别需要注意的是,不要由于杠杆臂效应而使植入体松动。如果植入部位的骨质较薄,且由不紧密的骨髓和松质骨组成时,则发生此风险的几率非常高。

⑤ 可以使用多功能扳手手动插入植入体,顺时针旋转整个多功能扳手即可("内"面朝上)。

8. 再次削薄皮下组织

(1) 完全植入式 BAHA:拧下植入体上螺帽(或基座),置换成圆盘状的植入磁体,表层皮肤与皮下组织如果厚度适合,直接分层缝合即可。

(2) 带基座植入式 BAHA:使用 15 号或 11 号刀片,再次削薄植入部位周围约 4cm×6cm 范围内皮下组织,以使植入体基座能露出皮面并防止其周软组织再生。

注意：使用刀片切除软组织，能将组织损伤的风险降至最低。特别需要注意的是，对遭受辐射的患者禁止使用电凝。

9. 关闭切口　分层间断缝合切口，如果植入体在切口处，则只需缝合切口即可。如果植入体不在切口区，则在基座正上方的皮肤部位，用打孔器或刀切开一小孔，恰能使基座穿出，其周围皮肤与骨膜缝合，防止软组织再生。

10. 附加愈合帽　在基座上扣上愈合帽，然后在愈合帽与皮肤之间塞紧油纱条，以防止基座周围皮肤、软组织增生，向外生长，并使皮肤与骨质接触良好，防止血肿形成。

（二）BAHA 分期（二期法）手术步骤

第一期：大部分手术步骤与一期完成相同，差异是：

1. 在放置完与基座相连的植入体后，拧下基座。

2. 植入覆盖螺钉　在基座拧下部位插入覆盖螺钉，可以保护植入体的内部螺纹在伤口的愈合过程中不受到组织和骨质生长的影响。

3. 分层、间断缝合切口，无需再削薄皮下组织，植入体无外露部分。

注意：对于骨壁厚度小于 3mm 或骨质较松的患者，担心植入体有发生松动可能者，可同时植入两枚植入体，另一枚备用（睡眠植入体）（图 3-8-3C）。从而可以避免再次手术、减少等待骨融合时间，缩短重新获取听力的间隔时间。

第二期：

1. 切口　同第一期，直切口或（椭）圆形切口，但较第一期小。

2. 削薄皮下组织　同第一期，范围主要在植入体周围。

3. 拧下覆盖螺钉、连接基座　正好与第一期相反，将覆盖螺钉更换成基座。用 Unigrip 螺丝刀拧下覆盖螺钉，反扭矩扳手拾起基座，放置在植入体上方，再用扭矩钻头（25Ncm）或多功能扳手手动将其固定。

4. 关闭切口和附加愈合帽　步骤同一期完成手术。

（三）全植入式 BAHA 手术

目前国内正在临床试验的第五代 BAHA 产品，全植入式，外部声音处理器与植入体两部分通过磁体吸附，无外露的基座，所以不需要特别护理，感染概率下降，对外观的影响比基座好，对较大儿童或成人更愿意接受。但在跨皮过程中会有能量损失，因其刚应用不久尚无统计数据报道。

手术步骤见一期完成手术，只是最后拧下植入体上螺帽（或基座），置换成圆盘状的植入磁体，表层皮肤与皮下组织如果厚度适合，直接分层缝合即可。

第四节　植入式 BAHA 的临床应用

本节针对钛质植入体悬挂的植入式 BAHA。

作者统计的双侧先天性中外耳畸形患者，单侧 BAHA 植入，均为男性、传导性耳聋，年龄 7~30 岁，术前均交流困难，双耳气导阈差值 <3.4dB，骨导阈值均 <25dB。成人采用一期完成手术、儿童采用分二期 BAHA 植入手术。助听前后 0.25~4kHz 纯音或条件反射测听平均气导听阈见图 3-8-4，语频段 0.5~4kHz 平均改善值为 41.8dB（助听前 63dB 至助听后 21.2dB），助听后能顺利进行日常交流，患者和（或）家属对其交流情况非常满意。

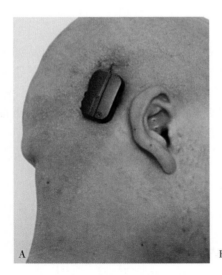
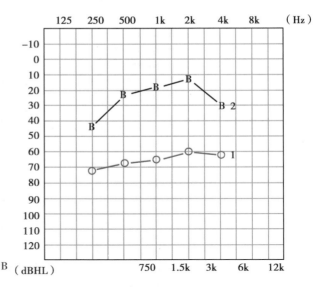

图 3-8-4　植入式 BAHA 佩戴方式（A）及效果（B）:平均纯音气导听阈

1. 助听前；2. 助听后

从本组病例看,术前双耳听力损失水平相当,0.25~4kHz 气导阈平均相差仅 1dB,因此根据患者佩戴方便性及其他需求而选择手术侧别。而且患者间双耳平均气导听阈差亦在 10dB 以下。佩戴植入式 BAHA 后患者听力改善明显,达到正常交流水平,纯音测听(声场下)气导阈在 0.25~4kHz 平均改善超过 40dB,且在 0.5Hz、1kHz、2kHz 听力改善更明显(图 3-8-4),较软带 BAHA 患者在 2kHz 有明显改善。因此,植入式 BAHA 对双侧先天性外耳道闭锁、表现为传导性耳聋者,如颞侧颅骨发育足够厚(>3mm),且患者能耐受手术,并有手术意愿,将是一种很好的听力解决方案,比软带对外观的影响小,听力改善更好。

当然 BAHA 植入手术也会产生一些并发症,如皮肤反应、感染、骨融合失败致植入体稳定性差、脱落,甚至硬脑膜脓肿等。规范的植入手术操作能有效减少并发症的产生,在此着重强调几点:

1. 分期(二期法)手术　对于儿童,颞区颅骨厚度不足或局部骨质疏松者,一定要分期手术,并且第一、二期间要有足够的时间(6 个月),使植入体有足够的骨融合时间,以保证其稳定性。

2. 植入体定位很重要,既要考虑最佳的听力改善效果,又要考虑患者佩戴的方便性及美观需求。对无耳道者,可以颞颌关节为标志,如后期有耳廓再造需求者,要尽量后移,以保留好耳廓再造所需的皮瓣。作者主张无特殊情况者,待耳廓再造后再行植入手术。

3. 在钻孔和拧紧植入体时,一定要使钻头及植入体与骨面保持垂直,如果发生偏斜,会影响植入体的稳定性,悬挂声音处理器时,因倾斜不易与头皮贴紧,会影响传声效率。

4. 在钻孔时,要注意冲水冷却,防止高温致颅骨坏死,骨融合失败。同时,要密切探查深部是否已打穿硬脑膜,否则,有引起出血及颅内感染(如硬脑膜脓肿、脑膜脑炎)的可能。

5. 皮下软组织要充分削薄,并且有一定的范围(超越声音处理器的大小),尤其在皮下组织过厚者,否则术后基座难以外露,无法悬挂声音处理器或悬挂不稳、不平,容易脱落。

6. 术中严格无菌操作,可预防头皮、颅骨感染、皮肤反应。术后始终要加强局部清洁、消毒护理,预防感染。

第五节 软带 BAHA 与植入式 BAHA 在先天性中外耳畸形患者的效果比较

根据前文所述,软带 BAHA 与植入式 BAHA 均能使双侧先天性中外耳畸形患者获得明显的听力改善,达到交流水平,是此类患者一种有效的听力解决方案,那么这两种方式间有什么差异呢?

作者通过佩戴软带 BAHA 与植入式 BAHA 的组间比较及自身对照,比较 0.5~4kHz 两种方式纯音测听或条件反射测听(声场下)气导阈改善情况(图 3-8-5),软带组改善为 29.8dB(助听前 61.3dB 至助听后 31.5dB),植入式佩戴改善为 41.8dB(助听前 63dB 至助听后 21.2dB),植入式 BAHA 较软带 BAHA 进一步改善 12dB,助听后听阈值差 10.3dB,且软带 BAHA 在 0.5kHz、1kHz,植入式 BAHA 在 0.5kHz、1kHz、2kHz 改善最好,均达正常听阈水平,尤其植入式佩戴患者,在钛质植入体植入前及骨融合期均有佩戴软带 BAHA 经历,患者自觉植入式听力改善效果更好,与测听结果相一致,这种自身对照比组间对照更有意义。

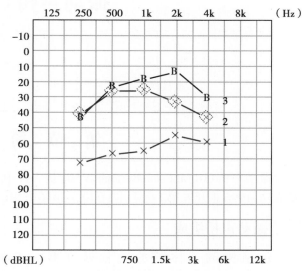

图 3-8-5 植入式 BAHA 与软带 BAHA 的效果比较 平均纯音气导听阈:1. 助听前;2. 软带 BAHA 助听后;3. 植入式 BAHA 助听后

与国外文献报道一致,植入式佩戴比软带进一步改善 5~20dB。从我们病例听力曲线看,无论软带还是植入式佩戴均为上拱的弧形,只是植入式佩戴后弧形上部增宽,由 2kHz 进一步改善所致。此外,植入式佩戴较软带 BAHA 对外观的影响更小,尤其是现在改进的全植入磁体吸附式佩戴,摘除体外机时无外观影响,因此,较大儿童或成人更愿接受植入式佩戴方式。

分析两种佩戴方式产生差异的原因:软带佩戴方式声音处理器要通过头皮及皮下组织的介导,才能将声振动传到颅骨,期间必有能量损失。而植入式佩戴,声音处理器接受声刺激后所产生的振动,直接通过与颅骨融合的植入体传入,因此传导效率必然要高一些,这能解释为什么植入式佩戴患者能获得更好的听力改善,而这种听力改善差异的大小,与软带佩戴的松紧程度、头皮与皮下组织的厚度和密度是密切相关的。

虽然植入式 BAHA 比软带 BAHA 能获益更多、更好地改善听力,更方便佩戴和更好的外观,但是植入手术如果不注意规范操作或术后护理不当,也有多种并发症发生的可能。所以,规范的植入手术操作才能有效减少并发症的产生。

另外,一侧佩戴植入式 BAHA 比骨导助听器效果更好,这与文献报道也是一致的。

第九章

振动声桥（VSB）

第一节　简　　介

振动声桥（vibrant soundbridge，VSB）是一种中耳植入装置，由 Geoffrey Ball 于 1994 年研发成功，1996 年开展第 1 例手术，在欧美市场应用已有 20 余年，中国于 2010 年 5 月正式上市。

一、振动声桥组成

包括佩戴于体外的听觉处理器（audioprocessor，AP）和植入体（vibrant ossicular reconstructive prothesis，VORP）两部分（图 3-9-1）。目前，我国上市的 AP 是 Amade。AP 依靠植入体磁力、透过头皮吸附在耳后，VORP 又称为振动听骨链重建假体，其末端是漂浮质量传感器（floating mass transducer，FMT），是直径 1.8mm，长度 2.3mm 的圆柱形。

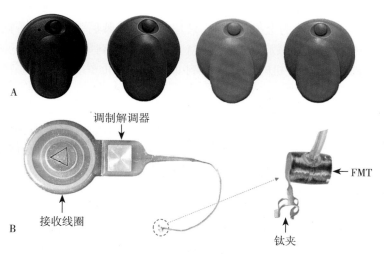

调制解调器

接收线圈

B

FMT

钛夹

图 3-9-1　振动声桥
A. 听觉处理器（体外部分），多种颜色；B. 植入体（体内部分），右侧放大显示 FMT（漂浮质量传感器）

二、振动声桥的工作原理

把声音转化为机械振动，再传送到听骨链或直接传送到内耳。听觉处理器（AP）解析、编码声音并发送信号到植入体，而植入体接收信号后，驱动 FMT 产生振动，再带动听骨链振动或者直接把振动通过圆窗（又名蜗窗）、卵圆窗（又名前庭窗）或第三窗传到内耳。

三、适应证

1. 传导性聋和混合性聋　因圆窗植入的成功，使振动声桥扩展到传导性聋和混合性聋。不用关注气导，只需 0.5~4kHz 骨导阈值在 55dB 以下即可。成人和儿童均可植入，无严格的年龄限制。主要包括：

（1）**双侧先天性中外耳畸形**：通常表现为小耳畸形、外耳道闭锁及中耳畸形，如果有足够的中耳腔隙、有发育的镫骨或圆窗、卵圆窗即可。在无圆窗、卵圆窗发育的患者中，采用第三窗植入取得了良好的效果，因而拓展了振动声桥的适应证。

为了达到最佳的整体效果，必须在耳廓再造同时或再造后进行 VSB 植入。如果必须在耳廓再造前植入，需预留后期耳廓再造的皮瓣，切口设计很重要（图 3-9-2）。

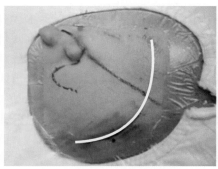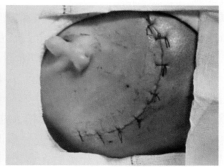

图 3-9-2　耳廓再造前振动声桥植入切口设计，预留后期耳廓再造皮瓣

（2）**中耳炎和中耳胆脂瘤**：对严重混合性聋、经听骨链重建手术失败的患者，采用 VSB 植入不失为一种好的选择。从报道的结果看，大多数患者采用圆窗植入可获得良好效果，慢性中耳炎患者圆窗植入比镫骨（底板）植入效果更好，并且在术后 9 个月内，效果随时间延长而逐渐改善，这可能与患者对振动声桥的适应有关。

（3）**耳硬化症**：对混合性聋的耳硬化症患者同时行 VSB 植入、镫骨底板切除和 Piston 植入手术，VSB 可以补偿感音神经性聋听力损失部分，而镫骨底板切除和 Piston 植入可以使骨气导差消失（消除传导性聋）。在镫骨底板切除手术后二期经圆窗或镫骨（底板）VSB 植入，亦可获得良好效果。

2. 中重度感音神经性聋　振动声桥最早是为此类患者而设计。

（1）**双侧中重度感音神经性聋**：在 0.5~4kHz 气导阈值平均 75dB 以下，同时满足下列条件，不用关注骨导阈值：排除了蜗后或中枢性病变，患者对传统助听器效果不满意或因耳道问题（如感染、闭锁）不能佩戴气导助听器，但尚不需要或受条件限制不能采用人工耳蜗植入者，选择较重的一侧植入 VSB。开机适应后在纯音听阈、言语识别率以及患者的自我评估等方面,无论长期(>11 年)与短期(2 个月)效果,听力都有明显的改善,并随时间延长,效果更好。与传统助听器相比,音质更自然、无回音及堵耳效应,尤其在嘈杂环境的言语识别率上有明显改善。且 VSB 的纯音气导阈值增益随频率增高有效果更好的趋势,即高频增益更好。这与我们在先天性中外耳畸形患者无论双侧或单侧畸形 VSB 植入的效果是一致的,可能与FMT 振动部位邻近卵圆窗或圆窗,在耳蜗底转,属基底膜高频分布区域有关,振动向蜗顶(低频区)传输过程中有能量损耗,因此对高频增益相对低频更好。

(2)双侧高频中重度感音神经性聋:对比研究证实,对双侧下降型高频中重度感音神经性聋,2~4kHz 气导阈值在 80dB 以下,不用关注骨导阈值,VSB 比助听器能获得更好的效果,我们认为其理由同(1)中 VSB 对高频增益更好的分析。因此,对此类患者,如果不愿或不能选择人工耳蜗植入,可考虑 VSB 植入。

3. 特殊情况下的 VSB 植入

(1)颞骨部分切除或乳突根治术后:因肿瘤或胆脂瘤行颞骨部分切除或乳突根治术后,耳蜗、镫骨底板及圆窗保留,无耳蜗及蜗后病变,遗留混合性聋、有一定的中耳术腔,咽鼓管与外耳道封闭,适用在手术同时或二期手术经圆窗或镫骨(底板)VSB 植入,术腔用腹部脂肪填充,据报道术前已无言语识别能力的患者 VSB 植入助听后,在 70~80dB 时单词识别率可达 95%~100%。

(2)单侧耳聋 VSB 植入:部分单侧耳聋患者因工作需要或对生活质量要求较高,对双耳听觉平衡或音质要求较高,如从事声乐行业,虽然单侧耳聋可以进行日常交流,但仍希望得到改善。通常,此类患者难以接受传统助听器,可以根据情况选择骨锚式助听器、VSB 或人工耳蜗。我们的病例效果和文献报道均证实单侧先天性中外耳畸形患者 VSB 植入后,骨气导差、言语识别率均能得到明显改善。

(3)双侧 VSB 植入:双侧适合 VSB 植入患者在一侧植入且听力得到改善后,因工作需要或对生活质量要求较高仍希望得到进一步改善者,可进行双侧植入。对双侧感音神经性聋患者,左右耳依次植入 VSB,开机后在言语理解力,尤其是嘈杂环境下有明显改善。

四、佩戴方式

有软带式佩戴和植入式(图 3-9-3)佩戴两种,软带式佩戴方式与骨导助听器(图 3-7-1B)和BAHA(图 3-8-2A)相同,主要用于婴幼儿、植入手术前或不适宜于手术者。

五、FMT 植入部位

1. 卵圆窗(听骨)植入 VSB 可以代替部分听骨与砧骨、镫骨上结构、畸形融合的锤砧骨、植入的听骨假体连接或代替全部听骨与镫骨底板(卵圆窗)相连接,简称为听骨连接。颞骨标本模拟实验证实,无论在通气的中耳内固定于完整的听骨链上还是在非通气的乳突根治腔内与镫骨底板连接,VSB 均能很好地将声音传入内耳,中耳腔积液的影

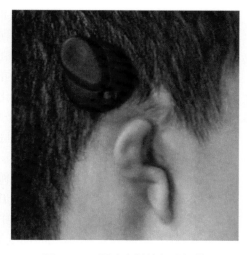

图 3-9-3 振动声桥植入式佩戴

响可以忽略不计。

2. 圆窗植入 FMT 与圆窗膜连接。在圆窗植入时,通过筋膜片使 FMT 末端与圆窗膜相连接效果更好。

在 0.5~8.0kHz 范围内,1.0kHz 以上,听骨连接较圆窗植入效果好,但 1.0kHz 以下则不然;在所有检测频率,VSB 代替部分或全部听骨作用相似,均能产生很好的声音传导效应。据此,对高频听力下降患者选择听骨连接预期效果可能会更好。但 Colletti 等报道对于慢性中耳炎听骨链损伤严重的患者,圆窗植入比镫骨底板植入效果要好,这可能与镫骨底板活动受限有关。

3. 第三窗植入 无卵圆窗发育的双侧先天性中外耳畸形患者中,我们首创第三窗植入,取得了良好的效果,因而拓展了振动声桥的适应证。

双侧先天性中外耳畸形患者无论经畸形镫骨(卵圆窗)、圆窗或第三窗 VSB 植入,助听后均获得良好的效果。

六、植入途径

1. 面隐窝入路 振动声桥植入通常采用面隐窝入路,但有面瘫和舌前部味觉受损(鼓索神经损伤)的风险,尤其是对面隐窝小的患者,可能难以完成手术。

2. 乳突-鼓室入路 经乳突鼓窦进入鼓室,植入 FMT 与听骨连接,或在鼓室内壁开第三窗,植入 FMT。

3. 面神经后入路 圆窗位置靠后、面隐窝小的患者,行面神经后入路圆窗植入振动声桥 FMT。

4. 乳突-外耳道入路 Truy 等采用颞骨标本对比了经面隐窝、上鼓室隐窝-外耳道及乳突-外耳道入路三种方式,并对两例临床患者进行观察,发现经外耳道途径更安全、更容易,手术时间更短,但因电极在外耳道皮瓣下,远期效果尚需要观察。

第二节 振动声桥植入手术

一、手术切口选择

1. 耳周扩展切口 后期有耳廓再造需求的患者,采用预设再造耳廓边界向外周扩展 1.5~2cm 弧形切口(图 3-9-2)。

2. 耳后沟后切口 已完成耳廓再造的患者,或Ⅰ、Ⅱ度小耳畸形患者后期无耳廓再造需求的,采用耳后沟后移约 0.5cm 切口。

二、手术入路选择

见本章第一节的植入途径,四种入路选择:

1. 面隐窝入路 对乳突、鼓室发育好的患者,采用面隐窝入路。

2. 乳突-鼓室入路 适用于乳突鼓室发育差、面隐窝小、鼓室腔小的患者,经乳突鼓窦进入鼓室,在听骨上植入 FMT 或在鼓室内壁开第三窗植入 FMT。先天性中外耳畸形患者多适用此入路。

3. 面神经后入路 对圆窗位于面神经内后方,而 FMT 需圆窗植入者,需经面神经后入路。

4. 乳突 - 外耳道入路　因信号导线位于外耳道皮下,有易外露风险,未应用。

三、FMT 植入方式选择

1. 卵圆窗(听骨)植入　将 VSB 的 FMT 固定于锤骨、砧骨、镫骨(或镫骨底板)、畸形听骨、植入的听骨假体,最后均通过卵圆窗与内耳连接,所以实质均属于卵圆窗植入。

2. 圆窗植入　FMT 与圆窗膜连接。对镫骨(尤其底板)发育畸形者,因活动受影响,采用圆窗植入效果更可靠。

3. 第三窗植入　对卵圆窗未发育和圆窗暴露困难或未发育者,在鼓室内壁开第三窗植入 FMT。

四、手术步骤

以先天性中外耳畸形患者最常用的耳廓再造后、乳突 – 鼓室入路、FMT 镫骨植入或圆窗植入为例。

1. 术前准备　剃半头或全头,至少耳后 3~5 指。

2. 麻醉　全麻 + 局麻。

3. 消毒、铺单　1% 碘酒或碘伏 75% 酒精消毒术区,铺无菌巾单。

4. 切口画线:取耳后沟后切口,向上后方延伸。切口大小取决于下列因素:能充分暴露术野,方便乳突开放,便于植入体骨床的研磨。

5. 植入体位置标记　把植入体(VORP)模具放置于头皮上,使其前缘位于耳后沟后,最好在耳廓后缘后(防止耳廓受压)呈后上 45° 角。用标记笔在头皮上画出 VORP 的轮廓。为降低脱出和术后感染的风险,切口应离 VORP 边缘 2cm 以上。

6. 暴露乳突区骨质:利多卡因(2% 10ml 加入肾上腺素 10 滴)局部浸润注射,自耳后沟后约 0.5cm 纵向切开,长约 4cm,分离皮肤,自皮肤切口前约 3~5mm,切开、分离一蒂在后上方的皮下组织瓣,大小能覆盖植入体表面即可,用以保护植入体,防止外露。植入体(VORP)表面的皮下组织瓣与皮瓣总厚度不超过 7mm,否则信号传导和磁体的吸引力会被减弱。牵开,分离骨膜,充分暴露乳突区骨质,下达乳突尖、上至颞线、后至乙状窦体表投影区、前达骨性外耳道口后壁。

7. 开放乳突、鼓窦:经筛区电钻磨除骨质,进入乳突腔,找到鼓窦。

8. 进入鼓室　在面神经监测下,自鼓窦前方入口磨除骨质进入上鼓室,以砧骨短突(或畸形成块听骨)为标志,充分磨除鼓室后外侧骨壁,显露听骨,鼓室腔狭窄的,去除畸形锤砧骨(如行锤砧骨振动成形,则予保留),显露中下鼓室内壁、镫骨(卵圆窗区)或圆窗区。无骨性外耳道者以颞颌关节为标识,保留前方薄层骨壁与关节囊相隔。

9. 研磨植入体骨床和缝线孔　研磨植入体骨床的目的是:①让 VORP 的调制解调器(方形部分)能充分贴合颅骨,而不是悬挂在乳突腔;②固定 VORP。自乳突区骨膜与骨壁间向后上方标记的植入体 VORP 放置区分离,在顶枕颞乳突交界区颅骨表面,标定出调制解调器(方形部分)的轮廓,此即植入体骨床的范围。确保 VORP 与耳廓长轴形成后上方的 45° 角;调制解调器的前缘,距乳突开放腔的后缘约 5mm,使 VORP 的调制解调器(方形部分)能充分地贴合骨面。按模板标记磨出植入体骨床及导线骨槽,并在骨床靠近乳突腔的地方两侧以细磨削钻各磨一个缝线孔。骨床前部比后部稍深，以顺应 VORP 过渡部的弧度，使之能贴合骨面进入乳突腔。彻底止血、冲洗。并用 VORP 模具测试植入体骨床大小和深度是否合适。

10. 固定植入体 从无菌包装中取出 VORP，放置于术野，避免损坏 FMT 上的钛夹，FMT 内有磁体，避免被 VORP 的磁体和手术器械吸引。将 VORP 放置植入体骨床，磁体有三角符号面朝上，使用 3-0 尼龙线固定植入体，确保缝线位于调制解调器（方形部分）上方，避免其压在调制解调器（方形部分）和接收线圈（圆形部分）的连接部。当 VORP 放入术野后，严禁再使用单极电凝。

11. 安放 FMT

（1）镫骨振动成形术（图 3-9-4 A）： 在镫骨上结构完整并且镫骨底板活动度良好时采用，在显微镜下调整 FMT 钛夹方向，使其固定于镫骨头，并夹紧，FMT 长轴方向与镫骨的运动方向平行，并与周边组织结构无接触，确保 FMT 能保持在正确的位置，而且有足够的空间产生振动。

（2）圆窗振动成形术（图 3-9-4 B）： 圆窗龛唇可以磨除部分骨质，使圆窗龛骨床能容纳 FMT 植入并且不被骨质卡住为标准。研磨时避免损伤圆窗膜。在显微镜下剪除 FMT 钛夹，FMT 长轴方向与圆窗膜方向垂直植入并与圆窗膜相触，或隔小片筋膜组织与圆窗膜相触，并与周边组织结构无接触，FMT 表面可覆盖小片筋膜组织，稳固 FMT，日后形成的纤维组织可进一步固定 FMT。

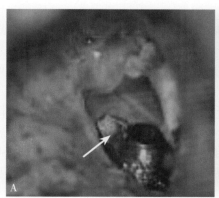 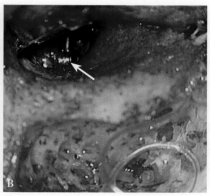

图 3-9-4 FMT 植入

A. 镫骨振动成形术：FMT 长轴方向与镫骨长轴平行，箭头示钛夹固定于镫骨头；

B. 圆窗振动成形术：箭头示圆窗植入的 FMT

（3）锤砧骨振动成形术： 将 FMT 钛夹改成与锤砧骨固定即可。砧骨振动成形术时，确保 FMT 长轴与镫骨的运动方向平行，FMT 紧贴镫骨。FMT 不能接触鼓岬、鼓膜或锥隆起。

（4）第三窗振动成形术： 后续专章讲述。

12. 安放信号导线 把富余的信号导线松散地盘绕在乳突腔内，避免形成锐角和扭曲，确保信号导线靠近 FMT 的部分可以活动。表面以明胶海绵固定，防止信号导线滑出。

13. 关闭切口 分层缝合切口，缝合时缝针不能碰到植入体。

14. 无菌敷料包扎。

五、术后处理

术后 5 天拆开包扎敷料,观察切口愈合情况。10~14 天拆线、开机,开机后 1~2 个月进行听力检测,包括开机前、后纯音测试(患儿小无法配合纯音测听者采用条件反射测听)、安静与噪声环境下 65dBSPL 单词、语句识别率。半年后电话随诊,了解患者佩戴、使用情况。

第三节　植入式振动声桥在先天性中外耳畸形患者的应用

振动声桥(VSB)的应用,为先天性中外耳畸形患者提供了一种新的听力解决方案。绕过了外耳道,植入式振动声桥对常见的先天性中外耳畸形患者的效果已有较多报道,能明显提高听力水平,基本达到正常交流,尤其是高频效果更佳。我们所有的患者,包括镫骨、圆窗和第三窗(下一节)植入,助听后听力改善明显,患者能进行日常交流,其纯音或条件反射测听情况及言语识别率明显改善。镫骨与圆窗植入在 0.5~4kHz 平均纯音或条件反射测听气导听阈助听前后改善 45.5dB(助听前 69.3dB/ 助听后 23.8dB)(图 3-9-5),助听后安静环境下 65dBSPL 语句识别率,双耳畸形者平均为 88%(助听前 0%);单耳畸形患者(从事声乐专业)对效果非常满意,诉立体声效果明显改善,安静环境下语句识别率仍为 100%。

但对于先天性中外耳畸形患者,VSB 植入经常会遇到很多特殊状况,以下为我们经治的特殊病例:

1. 第三窗植入　在无卵圆窗发育、圆窗难以显露的双侧先天性中外耳畸形患者,采用鼓室内壁开第三窗植入 VSB 的 FMT,拓展了振动声桥的适应证。

2. 面神经后入路　面神经前移、圆窗位于面神经内后方、镫骨发育差,FMT 经面神经后入路圆窗植入。

3. 畸形镫骨植入　面神经前移,圆窗位于面神经正内侧,难以显露圆窗,镫骨小,但活动,改变 FMT 卡口方向、与畸形镫骨连接。

4. 耳廓再造术前植入　为保留后期耳廓再造条件,切口设计远离皮瓣蒂(图 3-9-2)。

5. 单耳畸形植入　畸形镫骨与鼓室后壁相贴,无明显间隙,采用改变 FMT 卡口方向,与畸形镫骨在垂直方向上连接。

VSB 植入时相关问题的讨论

1. 手术适应证　对于先天性中外耳畸形,通常认为要有足够的中耳腔隙、有发育的镫骨(卵圆窗)或圆窗,将 FMT 固定在发育的镫骨上结构或与之连接的畸形锤砧骨融合体、听骨假体,或镫骨底板(卵圆窗),或经圆窗植入,才能获得良好的效果,但我们的病例中耳腔隙均小、镫骨植入者镫骨均有畸形,但活动,以特殊方式固定,开机后效果好,患者能正常交流,纯音测听(图 3-9-5)及言语识别率均明显改善。对于面神经前移者,经面神经后入路圆窗植入,手术风险虽较大,但开机后效果好。

2. 听力改善频率分布　我们的患者镫骨、圆窗或第三窗植入 VSB 助听后按频率分布,平均气导阈改善从高到低依次为:2kHz(45dB)、1kHz(41.3dB)、4kHz(41.3dB)、0.5kHz(27.5dB)、0.25kHz(20dB)。总之,高频较低频好,与报道是一致的。我们认为可能与 FMT 振动部位邻近卵圆窗或圆窗,在耳蜗底转,属基底膜高频分布区域有关,振动向蜗顶(低频区)传输过程

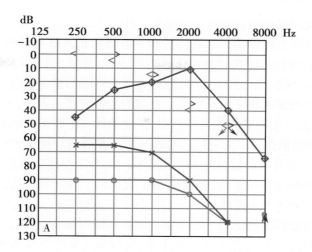

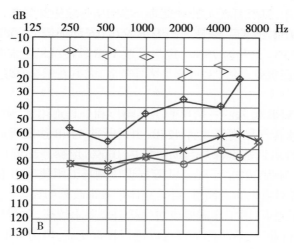

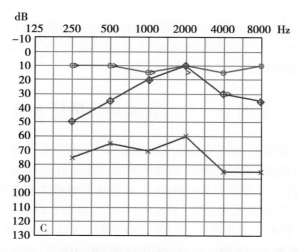

图 3-9-5 中外耳畸形患者镫骨与圆窗植入振动声桥助听后听力曲线图

双耳畸形 A. 圆窗植入;B. 畸形镫骨植入;单耳畸形 C. 畸形镫骨植入

红色为右耳,蓝色为左耳,上方蓝色曲线为声桥助听曲线,下方为无助听曲线

中有能量损耗,因此对低频增益相对高频要差一些。

3. 植入方式对听力的影响　从我们的病例看圆窗植入效果较镫骨植入更好。分析其原因可能是圆窗植入时,FMT 振动直接传入内耳,而镫骨植入需经镫骨(卵圆窗)传导,正常情况下,1kHz 以上卵圆窗传导比圆窗好,但先天性中耳畸形患者镫骨发育畸形,导致传输过程中能量损耗,因此效果取决于畸形程度。在我们的镫骨植入者中,术中所见镫骨发育畸形程度与术后效果一致。但要获得统计学结果,需要累计一定数量的病例。

4. 序列手术切口的选择　对于同时有改善听力和外观(耳廓再造)需求者,如先行 VSB 植入,一定要采用远离耳廓再造区的切口(图 3-9-2),为后期耳廓再造保留条件。但手术切口的后移,增加了暴露术野的难度,需要适当扩大切口。对耳廓再造已经完成的患者,可以直接采用耳后切口,便于手术操作。

5. VSB 植入与助听器的比较　我们有一例双侧畸形患者先后经历了耳廓再造、外耳道再造、佩戴气导助听器及 VSB 植入等系列手术,在佩戴气导助听器初期,获得增益与 VSB 几乎相同,随后稍有下降,但因患者无法耐受助听器的堵耳效应和啸叫,不愿意佩戴而致放弃。该患者在单侧植入 VSB 开机后,可以进行日常交流,安静环境下 65dBSPL 语句识别率由裸耳 0%、气导助听器 65%,上升为 78%。这与报道 VSB 较传统助听器效果好是一致的。VSB 与传统助听器相比,音质更自然、无回音及堵耳效应,尤其在嘈杂环境的言语识别率上有明显改善。

6. 单耳畸形的 VSB 植入　一例单侧小耳畸形和外耳道闭锁、中耳畸形患者,VSB 助听后,0.25~4kHz 平均纯音气导阈值改善 42dB,由助听前 71dB 达助听后 29dB,虽然在安静环境下 65dBSPL 声场言语识别率裸耳与助听均为 100%,但噪声环境(−8dBSNR)下语句识别率由裸耳时的 0% 上升为 20%,与 Frenzel 等报道单侧耳道闭锁 VSB 植入应用后效果是相似的。最重要的是患者对效果非常满意,自觉立体声效果改善明显。

单侧中外耳畸形患者,因工作需要或对生活质量要求较高,对双耳听觉平衡或音质要求较高者,如从事声乐行业,虽然单侧耳聋可以进行日常交流,但仍希望得到改善。通常,此类患者难以接受传统助听器,VSB 植入不失为一有效的解决方案。

总之,VSB 的应用,为先天性中外耳畸形患者提供了一种很好的听力解决方案,即使是本文所列的特殊病例,只要术者操作水平足够、正确选择手术切口和植入途径与方式,均可获得良好效果,手术适应证得以扩展。

第四节　第三窗振动声桥植入术

对于先天性中外耳畸形,通常认为要有足够的中耳腔隙、有发育的镫骨(卵圆窗)或圆窗,将 FMT 固定在发育的镫骨上结构或与之连接的畸形锤砧骨融合体、听骨假体,或镫骨底板(卵圆窗),或经圆窗植入,才能获得良好的效果,两窗未发育或发育差者非适应证。但我们在国内外率先在两例卵圆窗未发育、圆窗难显示、中耳发育畸形严重的患者,开展了第三窗植入 VSB,均顺利完成手术且无并发症。助听后能正常交流,0.25~8kHz 平均纯音或条件反射测听气导阈值分别改善 35dB(助听前后 69dB/34dB)和 46.6dB(助听前后 75.8dB/24.2dB),尤其在 2~8kHz 达正常听阈范围(图 3-9-6),言语识别率均明显改善(表 3-9-1、表 3-9-2),安静与噪声环境下 10dBSNR 65dBSPL 句子识别率达到 94%~100%。

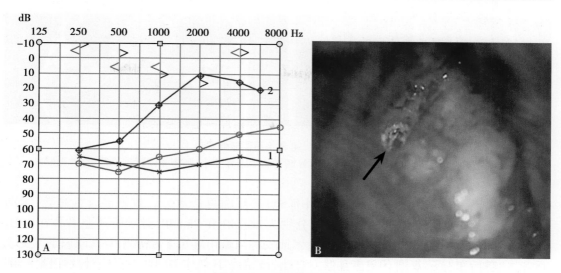

图 3-9-6　VSB 第三窗植入

A. VSB 助听听力图（红色：右耳，蓝色：左耳　1. 助听前；2. 助听后）；B. 鼓岬上开第三窗（箭头示）

表 3-9-1　病例 1 VSB 助听情况

项目 条件	纯音测听（dB）						安静（声场下） 言语识别率			噪音（声场下）句子 言语识别率		
	250	500	1K	2K	4K	8K	单音节	双音节	句子	15dB	10dB	5dB
裸耳	85	70	70	65	60	60	36%	32%	62%	32%	22%	10%
VSB 助听	55	55	20	20	25	25	92%	97%	100%	98%	94%	96%
软带 BAHA 助听	55	30	30	35	50	45	56%	67%	98%	94%	94%	86%

表 3-9-2　病例 2 VSB 助听情况

项目 条件	纯音测听（dB）						安静（声场下） 言语识别率			噪音（声场下）句子 言语识别率		
	250	500	1K	2K	4K	8K	单音节	双音节	句子	15dB	10dB	5dB
裸耳	90	80	80	75	65	65	0%	0%	0%	0%	0%	0%
VSB 助听	65	30	15	10	10	15	92%	97%	100%	98%	98%	96%
软带 BAHA 助听	55	40	30	35	55	45	56%	90%	98%	96%	98%	98%

　　两例患者的基本情况如下：

　　病例 1　男，6 岁，双侧先天性中外耳畸形，耳廓再造术前，右外耳道再造术后闭锁，间歇性流脓。双侧传导性耳聋，术前 0.25~8kHz 条件反射测听平均气导听阈左右分别为 69.2dB 和 60.8dB，骨导听阈均小于 25dB，术前安静与噪声环境下 65dBSPL 言语识别率见表 3-9-1。颞骨 CT 显示双侧有圆窗龛但发育小，鼓室腔小，听骨畸形，未见镫骨及卵圆窗（图 3-9-7A、B）。行左侧振动声桥植入，术中探查无镫骨及卵圆窗发育，圆窗龛未窥及，在畸形下垂的面神经下方开窗，保留内膜完整（图 3-9-6B），无淋巴液漏出，植入 FMT。

117

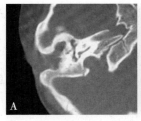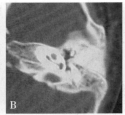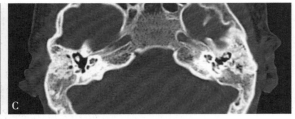

图 3-9-7　患者水平位颞骨 CT

A、B. 患者 1 的右耳和左耳;C. 患者 2 双耳。两者均示中耳腔小,圆窗龛位置难显露,镫骨无发育

病例 2　女,14 岁,双侧先天性中外耳畸形,耳廓再造术后。双侧混合性耳聋,术前 0.25~8kHz 纯音测听平均气导听阈左右分别为 66.7dB 和 75.8dB,骨导听阈左右耳在 2kHz 分别为 30dB 和 35dB,其余均小于 20dB,术前安静与噪声环境下 65dBSPL 言语识别率见表 3-9-2。颞骨 CT 显示双侧有圆窗龛但发育小,鼓室腔小,听骨畸形,未见镫骨及卵圆窗(图 3-9-7C)。左侧声桥植入,术中探查无镫骨及卵圆窗发育,圆窗龛未窥及,在畸形下垂的面神经下方开窗,保留内膜完整,无淋巴液漏出,植入带 coupler 的 FMT。

手术方式:采用乳突 - 鼓室入路,经乳突开放上鼓室,显露畸形听骨,去除融合的锤砧骨(与周围骨性连接固定),未见镫骨(卵圆窗)及圆窗区。手术在面神经监测下进行,探查见面神经骨管完整,但水平段走行畸形。在鼓室内壁、下垂面神经骨管的下方,用微型钻慢速磨开骨质,开 2~3mm 直径窗口,保留深部骨内膜完整,开窗处植入小片颞肌筋膜,将 FMT 长轴与开窗孔垂直植入。病例 2 开窗孔内未植入颞肌筋膜但采用 Coupler 耦合 FMT,FMT 表面用颞肌筋膜覆盖。植入 FMT 之前已经在顶枕颞交界区磨槽容纳声桥植入体。

从患者术前颞骨 CT 观察,圆窗发育,位置隐蔽,在鼓室内壁开窗后,无论是解剖还是功能上,都相当于模拟了卵圆窗的作用,实现了两窗生理功能,因此,获得理想的听力效果,拓展了 VSB 手术适应证,为以后类似患者治疗方案的选择提供了参考依据。

在 Pau HW 等报道的鼓室硬化致两窗封闭的患者鼓岬上开窗 VSB 植入,相当于是单窗状态,理论上效果不如我们的患者,实际也得到了证实。而且鼓室硬化患者鼓室腔形态、结构是正常的,与严重先天畸形相比,有正常解剖标志,定位相对容易,风险降低。但在 Lupo JE 的第三窗试验中,镫骨底板固定,开第三窗,相当于模拟卵圆窗的功能,效果好,这也支持我们对两例患者鼓室内壁开窗 VSB 植入后效果好的原因分析。

听力改善频率分布与植入方式的影响　两例患者按频率分布气导阈改善从高到低依次均为:1kHz、2kHz、4kHz、8kHz、0.25kHz、0.5kHz(表 3-9-1、表 3-9-2),而且在 1~8kHz 气导阈均达正常听阈水平(≤ 25dB)。总之,高频较低频好,与报道是一致的,在高频区(1~8kHz)的听力改善较我们前期报道的镫骨植入和圆窗植入效果更好。我们认为高频区听力改善更好,可能与 FMT 振动部位在耳蜗底转,属基底膜高频分布区域有关,植入后的振动向蜗顶(低频区)传输过程中有能量损耗,因此对低频增益相对高频要差一些。而较镫骨植入和圆窗植入效果更好的原因分析为再造窗暴露较好,容易使 FMT 与内膜直接接触,并保持在能量最有效传导的垂直方向上,而镫骨植入,通过卵圆窗传导,在正常情况下,1k 以上,卵圆窗传导比圆窗好,但在先天性中耳畸形患者,镫骨发育畸形,在其向卵圆窗的能量传输中,达不到在正常情况下的最有效传导,能量损失的程度与畸形程度相关;而圆窗膜植入,因其角度关系,FMT

也难以恰好在能量最有效传导的垂直方向上。但要获得统计学结果，需要累积一定数量的病例。

　　手术技巧中的鼓室内壁开窗时保留完整骨内膜至关重要。我们的病例术后裸耳骨导听力无损失，证明了只要术中仔细操作，不会造成内耳损伤。

　　总之，VSB 的应用为先天性中外耳畸形患者提供了一种很好的听力解决方案，即使是本文所列的重度畸形病例，只要术者操作仔细，开窗时保留完整骨内膜、正确选择手术切口和植入途径与方式，均可获得良好效果，手术适应证得以扩展。

　　但我们在能显示的鼓室内壁开窗，因无正常解剖标志、鼓室腔狭小，面神经走行异常，手术难度和风险较大，而其他的助听装置对此类患者通常也能获得良好的效果（详见第三篇第十一章），所以如非特殊需要，技术条件有疑问时，建议选择其他简单的听力解决方案。

第十章

骨桥(BB)

第一节 简　介

骨桥(bone bridge,BB)是跨皮主动式骨传导植入系统,2011年开始应用于临床,我国2016年开始应用。有植入体(末端为骨导漂浮质量传感器,Bone conduction,floating mass transducer,BC-FMT)(图3-10-1)和体外听觉处理器两部分。骨桥植入体与振动声桥植入体(图3-9-1B)外形差异在BC-FMT和FMT及导线上,骨桥BC-FMT(厚度8.7mm,直径15.8mm)相对振动声桥的FMT(长度2.3mm,直径1.8mm)粗大,导线短;而体外听觉处理器骨桥与振动声桥是一样的(图3-9-1A),体内外两部分也是通过磁力吸附。骨桥是一种新的听力解决方案。

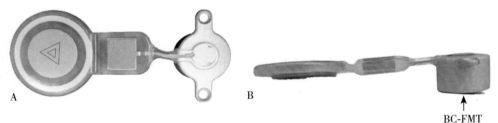

图3-10-1　骨桥植入体正面(A)和侧面(B)
与振动声桥植入体(图3-9-1B)外形差异在BM-FMT和FMT及导线

一、骨桥适应证

骨导阈值在45dB以内的下列疾病

1. 传导性耳聋　因无需外耳道,特适用于先天性中外耳畸形患者。

2. 混合性聋　如慢性中耳炎鼓室成形术听力效果不佳者。

3. 单侧重度感音神经性聋　不具备人工耳蜗植入条件而对侧听力正常者,骨桥可克服头影效应、改善声源定位能力。

二、佩戴方式

植入式佩戴和软带式佩戴两种。植入式佩戴方式及外观与振动声桥(VSB)相同(图

3-9-3）；软带式佩戴主要在植入前检测效果或幼儿尚不适宜行植入手术时采用,佩戴方式同骨导助听器（图 3-7-1B）和 BAHA（图 3-8-2A）。

第二节　骨桥植入手术

一、术前骨导 FMT（BC-FMT）植入区定位

经颞骨 CT 平扫了解内、中、外耳、乳突发育及面神经走行情况,经三维重建软件选择好 BC-FMT 乳突区植入部位。

二、麻醉

全麻 + 局麻。

三、消毒铺巾

同振动声桥。

四、手术步骤

1. 切口画线　同振动声桥。

2. 植入体线圈位置标记　同振动声桥。

3. 暴露乳突区骨质　同振动声桥。

4. 植入体骨床定位　按术前三维重建确定的 BC-FMT 植入位置,在暴露的乳突骨质表面找到定位区域,选取皮质骨较厚、较平坦区域,根据骨桥 BC-FMT 模板画线,并标记固定孔钻孔位置。

5. 研磨植入体 BC-FMT 骨床　直径 15.8mm,深度 8.7mm,使用模具测试骨床形状及深度,至侧翼能紧贴骨面。避免损伤乙状窦和硬脑膜,在乳突骨质厚度不够的患者视情况使用 lift 系统。

6. 研磨固定孔　固定孔区骨皮质厚度至少 2mm,确保固定牢靠,避开硬脑膜和乙状窦,使用植入体盒内的钻头和传感器模具打孔,在打孔时确保模板不移动。骨桥的固定,无须骨融合,打孔时对钻速无要求。

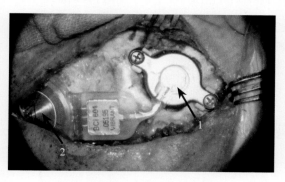

图 3-10-2　乳突部植入骨桥
1. BC-FMT;2. 线圈

7. 骨桥植入　于切口后上方沿骨面分离,彻底止血、冲洗后,以植入体模板植入,调整好骨桥 BC-FMT 角度,再更换成骨桥植入体,BC–FMT 两固定孔各以 1 枚螺钉固定（图 3-10-2）,对准固定孔,放入标准钉,使用螺丝刀,交替拧紧螺钉,扭矩不超过 20Ncm。如标准钉松动,使用蓝色备用钉。

8. 缝合切口　分离的皮下组织瓣覆盖植入体表面,切口分层间断缝合。术毕,无菌敷料加压包扎。

植入体放入骨床后,严禁使用单极电凝。

五、术后处理

同第三篇第九章振动声桥。

第三节 植入骨桥应用效果分析

一、效果评估方法

对比骨桥助听前后:①语频段 0.5~4kHz 平均纯音气导听阈及安静与噪声环境下 65dBSPL 句子识别率;②患者言语交流改善情况。

二、骨桥植入效果

我科单侧植入骨桥的双侧听力障碍患者,包括先天性中外耳畸形(耳廓再造术后)、镫骨畸形(可疑 Modini 畸形)、混合性聋(耳硬化症)者均获得明显听力改善、达到日常交流的水平;纯音语频段(0.5~4kHz)气导平均阈值从助听前 66.3~92.5dB,恢复至助听后 37.5~(−5)dB,改善 28.8~97.5dB(图 3-10-3)。特别地,其中一例镫骨畸形者,助听前平均气导阈值达 92.5dB,但骨导阈值仅 1kHz 30dB,余频率正常,ABR 骨导阈值 40dB nHL,助听后平均气导阈值达 −5dB,故对此患者以骨导阈值作为骨桥植入适应证标准更适合。

句子识别率从助听前安静环境下的 0~64% 达到助听后噪声下

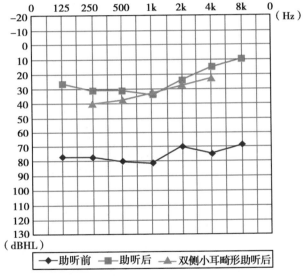

图 3-10-3 骨桥助听前后气导听阈比较
蓝色:助听前;红色:助听后;绿色:双侧小耳畸形助听后

(10dBSNR)86%~ 92%。此外,骨桥助听后一段时间,效果还有进一步改进,这些与文献报道都是一致的。所以,骨桥植入对先天性中外耳畸形患者是一种良好的听力解决方案。

三、听力改善频率分布

植入骨桥助听后平均气导阈值高频更好,与文献报道一致,双侧先天性中外耳畸形患者从低频向高频呈上升型曲线(图 3-10-3)。总之,高频较低频好,在 1kHz 以下(含)阈值在 30~40dB 之间,未达正常阈值水平。

四、手术适应证

双侧先天性中外耳畸形患者,常因听力差而影响交流和学习。外耳道再造与鼓室成形术是模拟生理状态的,所以易于被患者和家属接受,但此类患者通常中耳腔窄、听骨畸形、镫骨或圆窗、卵圆窗未发育、面神经畸形,外耳道再造与鼓室成形手术风险大、甚至无法完成手术或术后改善不明显,或有改善但远期听力呈下降趋势,总体效果欠佳。所以无需耳道的骨桥植入是其很好的听力解决方案,效果好、风险较外耳道再造与鼓室成形术及振动声桥植入小。

混合性聋(耳硬化症)者骨桥植入效果良好,风险较镫骨底板切除、Piston 植入小,所以经济条件允许、且能接受骨桥体外处理器者,可以选择使用。

五、BC-FMT 植入部位的选择

骨桥 BC-FMT 的厚度 8.7mm,直径 15.8mm,所以植入部位骨质必须有一定厚度和宽度,术前经过患者颞骨 CT 三维重建选择乳突区或乙状窦后骨壁较厚、平坦的植入区域,可以避免不必要的损伤和无效操作。

六、序列手术切口的选择

对于同时有改善听力和外观(耳廓再造)需求的中外耳畸形患者,最好在耳廓再造术后再行骨桥植入,如必须先行骨桥植入,要为后期再造耳廓保留条件,采用远离耳廓再造区的切口。对耳廓再造已经完成的患者,可以直接采用耳后切口,便于手术操作。

七、骨桥佩戴方式

有软带和植入佩戴两种方式,软带适于各种原因尚不宜手术或拟植入手术前,了解佩戴效果,植入后较软带效果会更好,气导阈值能进一步改善 10dB 左右,这与文献报道一致。

从上述患者应用分析,骨桥为先天性中外耳畸形、中耳畸形、耳硬化症患者提供了一种有效的听力解决方案,手术风险相对较小、正确选择手术切口和植入部位,均可获得良好效果。

但因 BC-FMT 的厚度和直径较大,要求植入部位的乳突或乙状窦后骨质有相应的厚度和大小。所以,虽然骨桥植入适应证对年龄无严格限制,但必须从乳突(颅骨)发育的角度考虑年龄因素,一般 6~8 岁以上,能满足需求。

第十一章

人 工 耳 蜗

先天性中外耳畸形同时发生内耳畸形的较少(作者统计为3%),且多通过骨导助听装置可以改善听力,在我们的临床病例中尚未发现需要进行人工耳蜗植入的中外耳畸形患者,内耳畸形多为单发,所以人工耳蜗植入在本书中不做详述,仅简单介绍。

但是,人工耳蜗的术前检查项目较中外耳畸形患者的检查要复杂,为避免门诊检查给患者造成时间和经济上的浪费,在此列出人工耳蜗植入术术前相关检查项目,与中外耳畸形术前需检查项目做一简单对比(表3-11-1)。

表3-11-1　先天性中外耳畸形术前检查项目与人工耳蜗植入术前检查项目对比

	检查项目	中外耳畸形	人工耳蜗植入	意义
听力检查	1. 电测听 + 阻抗	√	√	0.125~8kHz 听阈水平
	2. 条件反射测听	√(选用)	√	0.125~8kHz 听阈水平
	3. 听觉稳态反应(ASSR)	√(选用)	√	0.125~8kHz 听阈水平
	4. 40Hz 相关听觉电位		√	了解低频区听力情况
	5. ABR 气导阈值	√	√	了解高频区(2kHz 附近)气导听力情况
	6. ABR 骨导阈值	√	√	了解高频区(2kHz 附近)骨导听力情况
	7. ABR 潜伏期		√	了解听觉传导通路情况
颞骨 CT	水平位	√	√	了解内中外耳发育、面神经情况
	冠状位		√	同水平位,立体分析
内听道水成像			√	了解内耳、听神经发育情况
颅脑 MRI	颅脑发育		√	了解颅脑发育情况
颅脑 MRI	听神经		√	了解听神经发育情况

注:1、2 中选一项即可,如果两项均无法配合完成,可以选择 3 听觉稳态反应

第十二章

四种助听装置对双侧先天性中外耳畸形患者效果的比较

如前文所述,骨锚式助听器(BAHA)、振动声桥(VSB)、骨桥(BB)与骨导助听器(BCHA)对双侧先天性中外耳畸形患者都有很好的效果,助听后听力改善明显,都能达到顺利交流水平。那么,究竟该如何进行选择呢?需要进行综合分析,首先要了解四种助听装置间的差异,包括对先天性中外耳畸形患者的助听效果、花费、佩戴方式、手术风险与外观的影响;其次要了解患者本身的发育情况、听力水平、经济状况及对外观的要求等,然后再综合分析选择方案。

我们总结分析了 28 例佩戴 4 种助听装置(5 种佩戴方式)的双侧先天性中外耳畸形患者的效果,包括软带 BAHA(6 例)、植入式 BAHA(3 例)、VSB 植入(5 例)、BB 植入(2 例)及骨导助听器(12 例),其中部分为自身对照。助听前 28 例听力无明显差异。结果显示:

1. 气导阈改善　在 0.5~4kHz 助听后平均气导阈改善值分别为 29.8dB(61.3dB/31.5dB)、41.8dB(63dB/21.2dB)、45.5dB(69.3dB/23.8dB)、36.8dB(66.9dB/30dB)、31.5dB(63.6dB/ 32.5dB)(括号内为助听前、后气导听阈值)(图 3-12-1)。

软带式佩戴的骨导助听器和软带 BAHA 听力曲线几乎重叠,植入式 BAHA 较软带 BAHA 在 1kHz 以上进一步改善,与 VSB 相同在 2kHz 助听最好,达到正常听阈水平,但在 1kHz 以下植入式 BAHA 比植入式 VSB 能进一步改善 10~15dB。而骨桥助听各频率在 22.5~40dB 之间,高频效果更好,与 VSB 一致,在 1kHz 以下接近但未达到正常听阈水平。

2. 言语识别率　因为婴幼儿无法配合言语识别率检查,所以骨导助听器和大部分软带 BAHA 未进行此项

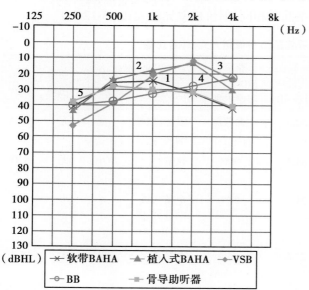

图 3-12-1　四种助听装置助听后平均听力曲线图
1. 软带 BAHA;2. 植入式 BAHA;3. VSB 植入;4. BB 植入;
5. 骨导助听器

检查。但已有的数据包括植入式 BAHA、部分软带 BAHA、植入式 VSB 和 BB。在安静与噪声环境下 65dB SPL 句子识别率见表 3-12-1。

表 3-12-1 助听前/后安静与噪声环境下 65dB SPL 不同助听装置句子与词识别率(单位%)

| 助听装置 | 安静下(dB) | | | 噪声下(10dBSNR)(%) |
	句子 助听前/助听后	单音节词 助听前/助听后	双音节词 助听前/助听后	助听前/助听后
BAHA				
软带	25/93.5	15/68	14.5/83.5	18.5/89.5
植入	97	90	97	–/97
VSB	31/100	18/92	16/97	11/96
BB(骨桥)	3/90	0/71	—	–/90

句子识别率安静环境下和噪声(10dBSNR)环境下植入式 BAHA 与 VSB 相近,在 96%~100% 之间;而软带 BAHA 和植入骨桥(BB)接近,为 89.5%~93.5%,但在安静环境下单音节和双音节词的识别率较植入式 BAHA 与 VSB 明显降低,而软带 BAHA 和植入骨桥间接近。

综合评定:①植入式 BAHA 在 0.5~2kHz 听阈改善好,安静和噪声(10dBSNR)环境下言语识别率达 97%,但缺点是有外露的基座,有感染风险和影响外观。如果能采用最新的尚在临床试用的全植入式磁场吸附式 BAHA 则可避免感染风险和减轻外观影响,但因跨皮能量损失,有可能影响效果。②植入 VSB(镫骨、圆窗及第三窗植入)在高频(1~4kHz)助听效果好,尤其 2kHz。③植入 BB 全部频率改善,呈上升型曲线,但阈值在 22.5~40dB 之间,接近但未能达到正常水平,句子和词的识别率与软带 BAHA 一致,较植入式 BAHA 与 VSB 有一定差距。④我们一例植入 BB 与 VSB 协同作用下,气导阈值和言语识别率均接近正常水平。⑤软带 BAHA 和骨导助听器听阈改善水平几乎相同,但价格差异较大(表 3-12-2)。

表 3-12-2 四种助听装置(5 种佩戴方式)综合比较

助听装置	改善交流水平	气导阈值改善频率特点	0.5~4kHz 平均助听听阈(dB)	噪声下 10dBSNR 言语识别率	佩戴方式	对外观影响	手术风险	大约花费
骨导助听器	好	0.5,1kHz 改善最好,呈弓形曲线	32.5	无数据	眼镜、软带、发夹	无	无	2 万
软带 BAHA	好	同骨导助听器	31.5	90%	软带	小	无	5 万
植入 BAHA	好	0.5,1,2kHz 改善好,较软带 BAHA 进一步改善 5~20dB,2kHz 明显	21.2	97%	全植入或部分外露	小大	小	8 万
植入振动声桥	好	高频改善突出,尤其 2kHz 左右,低频相对差	23.8	96%	全植入	小	大	15 万
植入骨桥	好	全频改善,但未能达正常听阈水平,高频更突出,尤其 2kHz 左右	32.5	90%	全植入	小	中	15 万

第十三章

听力解决方案的选择

前文我们已经分述了解决听力问题的手术方式和助听装置两大类别中的各种方式的比较，那么，究竟该如何进行选择呢？需要进行综合分析，首先要了解患者本身的发育情况、听力水平、经济状况、后期整形修复需求及对外观的要求、手术风险的承受能力等。其次了解各种手术方式和助听装置的适应证与差异，包括手术效果、助听效果、花费、佩戴方式、手术风险与外观的影响等，然后再综合分析选择方案。

1. 选择手术方式　从我们对先天性中外耳畸形患者的听力特点分析、临床流行病学分析、外耳道再造鼓室成形术、镫骨底板切除术、内耳开窗术等的术后效果分析，作者主张在以下条件同时具备时可以优先考虑行外耳道再造、鼓室探查成形术，根据探查情况进行听骨链重建术：①听力表现为传导性聋；②气导阈值 0.25~4kHz 各频率在 55dB 以下；③中耳发育较好，包括听骨链发育、鼓室腔较大、乳突气化好；④患者对模拟生理状态的听力改善要求强烈。

从我们对先天性中外耳畸形患者的听力特点分析看，如果有镫骨底板（卵圆窗）未发育者纯音气导阈值 0.25~4kHz 平均在 73.1dB 以上，尤其 1kHz 以下的低频区，而不以 Jahrsdoerfer 评分作为标准，因为：①颞骨 CT 扫描因受层厚的影响，镫骨底板（卵圆窗）区可能未显示，所以凭影像判定欠准确。②对乳突气化、鼓室腔大小等的判定可以随操作人员的不同而变化，总之，可信度欠佳，而且从我们已行探查手术证实镫骨底板（卵圆窗）区发育情况的统计数据显示，听力特点能更准确、直接反映发育和功能情况，资料容易获得。当然，前提是测听准确，一般在综合医院经过专业培训、有经验的测听师准确度高。

作者体会：选择手术方式，满足上述 4 点条件的患者，术中探查镫骨及其底板发育，多为听骨链外固定，即锤骨柄发育畸形、与外侧发育成鼓膜的区域（骨性或纤维样组织）固定，分离后听力有改善，协同耳道再造听力可提升的部分（11dB 左右），可以改善 10~20dB，但听阈仍达不到正常水平，且后期仍有下降达术前水平的趋势（图 3-3-1）。我们有二期再次手术者，发现第一次分离的锤骨固定区，形成较未手术前更硬、隆起的骨痂。因此，可能第一次术中取出畸形锤骨、更换成人工听骨，术后再固定的概率会降低。但因为目前已经有多种多样的助听装置选择，并能获得更好的听力效果，所以作者不主张再采用单纯手术方式来解决听力问题，"性价比"相对较低，而且要承受面瘫、感音神经性聋等严重并发症的手术风险。

此外，虽然我们通过改进手术技术和研发手术器械，大大降低了外耳道再造后的再狭窄和闭锁的概率，但仍是存在的，为了外耳道再造后形态维持好，我们建议只要条件允许（如无胆脂瘤），可在患儿青春期后再手术。因为骨性外耳道再造相当于人为造成了骨折，总有愈合趋势，青春期发育快，成骨细胞增殖活跃，所以再狭窄和闭锁的可能性更大。

2. 选择助听装置　对气导阈值 0.25~4kHz 各频率在 60dB 以上，甚至超过 80dB 者（多需内耳开窗），建议直接选择助听装置，能获得长期、更好的听力效果。如果患者对外耳道的外观需求强烈，可以采用我们改进的技术单纯行外耳道再造手术，获得良好的整体效果。

助听装置的选择如第三篇第十二章所述。但如果选择植入式手术，与耳廓再造手术的序列治疗方案选择可参见第四篇序列方案的选择。

总结：首先根据患者的听力水平，结合颞骨 CT，评估听骨链的发育状况，当气导阈值 0.25~4kHz 各频率在 55dB 以下时，如发育条件好、患者对模拟生理状态的听力改善要求强烈，可以考虑行外耳道再造、鼓室探查成形术。60dB 以上，甚至超过 80dB 者，建议优先考虑助听装置，如选择植入式助听装置，原则上要在耳廓再造手术后进行，一定要先进行植入者，务必预留好后期耳廓再造的条件。而各频率气导阈值在 55~60dB 者，综合分析需求，作者建议优先考虑助听装置。

第四篇

序列治疗方案的选择

第一章

"序列治疗"对先天性中外耳畸形患者的重要意义

一、先天性中外耳畸形患者治疗需求

临床上先天性中外耳畸形常同时发生,主要表现为小耳畸形、外耳道狭窄或闭锁及中耳畸形,即外观畸形和听力障碍,治疗上有改善外观和听力的需求,涉及整形外科和耳科,其诊治流程与治疗方法见图1-1-1。每一方面又涉及多种方法,改善外观与听力解决方案如何选择在前文已分两大部分分述和总结,但是各自选定治疗方案后又如何进行组合? 何时开始手术? 最佳手术年龄是何时? 需要根据每一位患者的不同情况来进行个性化方案制定,即个性化序列治疗才有可能达到最佳效果。

二、现状

1. 医生方面 国内目前耳科与整形外科通常是分开的,甚至分布在不同的医院,耳科医生与整形外科医生各自接诊患者,缺乏沟通,均从自己专业需求出发,未能考虑后续手术的需求,而为其保留好条件,或未能根据患者情况选择最佳手术方案,而致最终效果不理想,甚至产生严重并发症。

通常的情况是先行外耳道再造与鼓室成形手术者,局部切口瘢痕形成,影响耳廓再造时皮瓣的利用,而耳后皮肤完好是耳廓再造术效果满意的前提;先行耳廓再造者,虽然有些再造耳廓很逼真,但外耳道口位置偏差大,再造外耳道与耳廓分离,与自然状态差距大,影响整体效果,甚至造成不可修复的损失和破坏;亦或乳突内胆脂瘤未先行处理,而先安排耳廓再造,术后反复流脓,再造耳廓有感染坏死的风险(图4-1-1)。

2. 患者方面 患者及家属不懂专业,只是根据自己的需求来决定先去找整形医生还是耳科医生,具有随机性。如一个双耳畸形的患者,因为听力障碍影响交流,家长可能会较早地带其去找耳科医生解决听力问题;而一个单耳畸形的患者,可能会到20几岁、面临找工作、找对象等需求时,先去找整形外科医生解决外观问题。而目前多数耳科与整形外科医生间是缺乏合作、沟通的,所以患者的诊疗必然缺乏计划性,更谈不上个性化序列治疗方案选择,这样的结果容易导致整体效果不理想,甚至后续手术无法进行或造成不可弥补的损失。

所以,理想的状况是听力重建与外观改善能由同一位医生完成,或由耳科与整形外科医

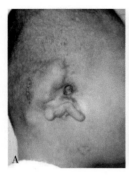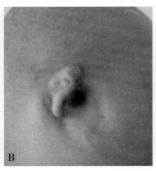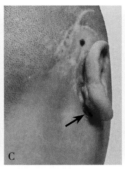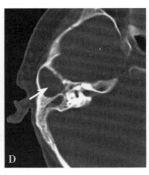

图 4-1-1　无"序列治疗"的结果

A.先行外耳道再造未保留后期再造耳廓条件;B.再造耳道位置前移,将与再造耳廓位置偏离远;C、D.乳突内大胆脂瘤(D)而先行耳廓再造,术后反复流脓(C,箭头)

生紧密协作完成,既能达到最佳效果,又能减少手术次数,节省时间和经费。目前国内能达到这种状况的医生或医院较少。

三、序列治疗理念的意义

综上所述,序列治疗方案的制定对先天性中外耳畸形患者获得最佳的整体效果具有决定性意义,而首诊医生具有序列治疗理念是实现序列治疗最关键的步骤:①可以给患者及家属传授个性化序列治疗理念,并向相关专科医生进行转诊;②如首诊医生就是诊治医生,可以综合分析患者情况,制定个性化序列治疗方案,外观和听力问题都能一站式解决的是最佳选择,其次是耳科与整形外科医生密切合作,共同制定方案,包括两类手术选择何种方式?何时开始手术?每次手术的大概时间等。这样可以帮助患者最高效地获得最佳整体效果、避免造成不可修复的损失和破坏。

四、培养医生"序列治疗"理念的方法

1. 医生技术培训　先天性中外耳畸形治疗所需的耳廓再造与听力重建手术都属于高难度手术,需要经过数年、甚至数十年的专科训练才有可能完成。而此类患者常分布在偏远山区,当地或一般医院的医生难以完成。所以,对于基层医院的首诊医生,要具备序列治疗理念,并了解国内从事该病医疗的医院和医生、以便进行初级分诊与转诊。对于上级医院(三甲医院),从事或拟从事本病工作的医生,首先要掌握相关知识,具备序列治疗理念,然后训练所需各项技能,才能在接诊患者后根据每位患者的具体情况,制定个性化序列治疗方案。

对于医生的技术要求可以分为以下几个不同层次:

(1) 技术整合:对上级医院、高层次医生,同一位医生具有耳科和整形外科专业技能,能整合两类手术技术(耳廓再造与听力重建)于一身是最佳状况。

(2) 技术合作:耳科和整形外科医生强强联手,如果能做到紧密合作、随时沟通,也能达到技术整合的效果,而且将可能是主流方向。

(3) 技术熟知:耳科医生和整形外科医生各自开展工作,但是必须熟知对方工作,便于制定序列治疗方案,并为后期治疗预留条件。如患者需先改善听力,在再造外耳道口时一定要注意保护好局部皮肤和残耳,减少不必要的切口和组织切除,为后期再造耳廓预留条件。如

先行耳廓再造,定位时要结合中耳、乳突发育情况,预留好外耳道口位置,以免术后影响再造耳廓、外耳道整体效果。

(4)技术了解:对非专科医生,初步了解两类手术的基本知识,有"序列治疗"理念,遇到此类患者可以进行及时正确的转诊。

2. 临床应用 在临床实际接诊、处理患者时应用个性化序列治疗方案,作者自开展专病诊疗 24 年来,一直贯彻执行"序列治疗"方案。通过查房、术前讨论、交班等工作,使身边的医生、护士、患者及家属都接受、习惯个性化序列治疗理念,他们再去各自生活的圈子里进行宣传,这样实际应用的队伍在逐渐扩大。

3. 大力宣传

(1)临床应用:如前所述。还有教学查房、会诊、对下级医院医生指导。

(2)讲课:定期的科室四生讲课,电视、媒体讲座,继续教育培训,反复强化,好的效果与差的结果图片对比展示,使人印象深刻。

(3)学术会议:向同行展示我们的数据和效果。

(4)网站宣传:作者网站点击率已超 120 万人次,咨询、指导的患者已接受序列治疗理念,并且向外传播、推广。

(5)其他媒体宣传活动:如爱耳日、残联活动等,一切可能的渠道进行理念宣传。

让每一位患者及家属具有序列治疗理念较困难,但至少患者在准备手术前应先进行详细了解,多咨询医生,制定好序列治疗方案后才启动手术,不能盲目行动。

最终让医生与患者达成"序列治疗"理念的共识,进行个性化序列治疗方案的选择,以达到最佳效果、避免造成不可修复的损伤和破坏。

第二章

序列治疗方案选择的总原则

　　先天性中外耳畸形治疗涉及改善外观和听力两个方面,各自选择好解决方案后,又面临是先解决外观问题还是听力问题? 彼此在效果上是互相关联的,属于序列手术,需要整体计划。也有同一期行耳廓再造与听力重建手术者,但手术历时长、整体效果欠理想。作者主张分期进行,相对来说整体效果更好。

　　下面是作者总结 20 余年专病工作列出的序列治疗方案选择总原则:

一、"先外观后听力,先感染后外观"。

　　对无感染病灶的患者,先行耳廓再造,再行听力重建或植入助听装置。有感染病灶者,如胆脂瘤、耳后脓肿、耳前瘘管、中耳炎等,先行感染病灶清除后再行耳廓再造手术。这样可以在保证皮肤条件完好的同时,两类手术整体效果最佳。

　　原因:在畸形小耳后方正常皮肤的范围、局部血供的好坏决定了再造耳廓的效果,而在耳廓再造前,局部任何的手术切口均会引起瘢痕的形成、甚至破坏皮瓣的蒂部血供,从而影响再造耳廓的效果,甚至使耳廓再造手术难以施行。因此,原则上应尽可能先行耳廓再造,再行改善听力手术。因为耳廓再造对无菌要求相对较高、分期手术、持续时间长,所以如在术野及邻近区域有感染病灶存在时,要先清除感染源后才能开始耳廓再造术,否则易造成植入软骨支架感染、坏死,导致手术失败。

　　因特殊原因,如助听装置捐助项目具有时限性,必须在耳廓再造手术前先行听力相关手术的,需要设计特殊切口(图 3-9-2),为后期耳廓再造保留好条件。

二、单侧畸形"先外观后听力,先感染后外观",而双侧畸形"先软带助听装置",再"先外观后听力,先感染后外观"。

　　原因:根据先天性中外耳畸形患者的心理学调研显示:患儿 3 岁左右对自己的耳廓畸形开始有意识,5~6 岁时这种意识增强,开始产生心理影响,如胆怯、自卑、不愿意参加集体活动、不愿意说话等,随年龄增大、心理压力增加。

　　1. 单侧畸形者　对侧听力正常,可以顺利进行日常交流,但在声源定位、双侧声音平衡感和立体声感觉上不如正常人,所以,对单耳畸形者,外观畸形对心理的影响相对听力来说更重要,手术要先解决外观问题,即行耳廓再造术后再解决听力问题。当然也可以先佩戴无需手术的骨导助听器或软带 BAHA 等。

2. 双侧畸形者 听力较差,日常交流和学习困难,相对外观的心理影响来说,解决听力问题更迫切,但先行听力重建手术或植入式助听装置会破坏局部皮瓣而影响后期耳廓再造的效果,为保存后期耳廓再造条件,最好先采用骨导助听器或软带BAHA等解决听力问题,待耳廓再造完成后再根据情况选用手术方式或植入式助听装置。如果耳廓再造完成后患者不愿接受手术,可继续采用骨导助听器或软带式助听装置,尤其眼镜式佩戴骨导助听器不影响外观,易于被患者接受。

三、耳廓再造手术最佳时间

12岁左右(10~15岁);外耳道再造术在耳廓再造术后进行,最好在青春期(15岁)后进行。

原因:儿童一般6岁开始上小学,为避免患儿心理影响和耽误上学时间,家长多希望在上小学前完成手术。早期为满足患者及家长的需求,5岁时便开始进行耳廓再造手术,但作者在200多例手术后统计时发现,5岁患儿肋软骨小、软,术后早期耳廓立体感效果尚好,但是长时间(1~2年)后,耳廓相对易变形,当然也有少数患儿形态维持较好。但6周岁后,术中感觉较5岁时软骨大小和韧性明显改善,10~15岁时软骨大小、韧性更适合于耳廓支架,且此时对侧耳廓(对单耳畸形患者)大小也已近成人90%(表1-2-1),对预估再造耳廓的大小有利。此外,对于女孩,在一侧胸部取肋软骨和皮片会留下较大的瘢痕,可能对乳房发育产生牵拉效应,致双侧乳头不对称,所以,待乳房发育后手术可以减轻影响。根据作者的统计结果观察,12岁左右(10~15岁)属于效果最佳的时间段。

耳廓再造手术,局部皮瓣一旦有瘢痕形成,就会影响效果,而且无法完全恢复,所以一次手术成功很重要。对患儿来说,最佳效果只有一次机会,所以为长远计,医生应该坚持原则,哪怕是对那些固执且认为没完成手术就无法上学的家长,即使延迟一年上学也应坚持。那么,在等待最佳手术时机期间可以考虑佩戴黏附式高精度3D打印义耳,以避免对患儿造成心理影响,而且随着义耳技术的改进,很有可能将来会有部分患者不再愿意接受手术,直接佩戴义耳即可。

外耳道再造手术,术后发生再狭窄和闭锁的概率高,第三篇第一章已分析了其发生的原因。作者的患者中有2小时未进行再造外耳道支撑即明显缩小的病例。无论是作者经验还是文献报道,均支持4~5岁以前不进行外耳道再造手术,因再造外耳道难以维持,此外患儿配合换药困难。即便是9~10岁的手术者,再闭锁率亦很高,但青春期后(15岁)则明显好转,可能与青春期生长发育旺盛,术后再造耳道骨组织与软组织增生旺盛有关。所以,耳道再造在耳廓再造后、青春期后进行更好。

四、听力解决方案选择的原则 有效、自然、简单、经济

1. 有效指通过选择的听力解决方案后,听力得以改善,能达到有效交流水平。

2. 自然指模拟正常生理状态,尽可能不采用助听装置,具体指外耳道再造、鼓室成形(听骨链重建)术。

3. 简单指采用的方案简单、易行,风险相对较小。

4. 经济指在达到效果的条件下尽可能降低花费。

当然还要结合患者及家属的经济承受能力和外观的需求,达到最优组合。

五、伴感染的单侧畸形或双侧畸形序列治疗方案的选择原则

见第四篇第五章。

第三章

单侧畸形序列治疗方案的选择

为叙述方便,以下我们将"单侧先天性小耳畸形合并外耳道闭锁(或狭窄)与中耳畸形,而对侧发育正常、听力正常者"简称为单侧畸形,而"双侧先天性小耳畸形合并外耳道闭锁(或狭窄)与中耳畸形"简称为双侧畸形。

一、单侧畸形,无其他并发病

1. 主要表现与方案选择原则 单侧畸形、无其他并发病,主要表现为单侧小耳畸形、外耳道闭锁或狭窄、听骨畸形、鼓室腔发育小、乳突气化差,纯音测听显示为传导性耳聋(图4-3-1),序列治疗方案选择原则"先外观后听力",即先行耳廓再造,再解决听力问题。

2. 序列治疗方案

> 1. 佩戴黏附式义耳
> 2. 脱发或不脱发
> 3. 耳后皮肤扩张器埋置术
> 4. 注水
> 5. 耳廓再造
> 6. 长期听力解决方案

注解:

1. 佩戴黏附式义耳 从患儿上幼儿园开始佩戴黏附式义耳,可随对侧耳廓的增长而定期更换,避免对患儿形成心理影响和压力。对心理状态良好的患者也可不用佩戴。

2. 脱发或不脱发 脱发从计划手术前3~4个月开始。

(1) 发际线低,尤其伴对侧耳廓大者,预计患侧耳廓再造时皮瓣后上方需应用较大面积带毛发的头皮区,最好在启动手术前,先进行脱发处理,这样可防止耳廓再造完成后再进行脱发时造成软骨支架损伤。

(2) 发际线与对侧耳廓大小均正常者,可以先行耳廓再造手术,在分离皮瓣时可去除部分头发毛囊,残余部分可在再造耳廓进行第Ⅲ期手术再造耳廓修整时分离皮瓣再去除,或采用激光脱毛处理,但必须由有经验的医生操作,否则会造成软骨支架损伤。

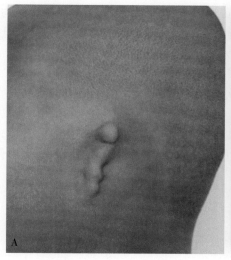

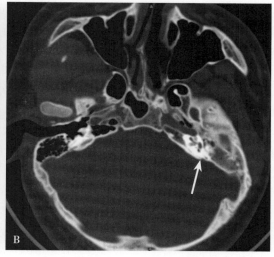

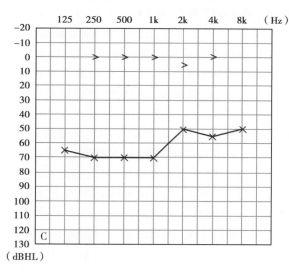

图 4-3-1　单侧畸形，无其他并发病患者表现
A. 小耳畸形；B. 外耳道闭锁、听骨畸形、鼓室腔发育小、乳突气化差；C.纯音测听显示传导性耳聋

3. 耳后皮肤扩张器埋置术　见第二篇第一章第四节，10~15 岁开始。对于外观畸形心理影响大的患儿，如果发育状况良好，可以选择 6 周岁开始分期耳廓再造术，但因外观效果在 10~15 岁最好，所以要向患者家属交代清楚是"以牺牲部分外观弥补心理障碍"。

4. 注水　见第二篇第一章第四节。

5. 耳廓再造

（1）扩张皮瓣耳廓支架全包法或包半法（详见第二篇第一章第五节）:适于各年龄段。

（2）耳后皮下直埋法（详见第二篇第一章第六节）:适于耳后皮肤较松弛者，但青春期后、成年人，耳后皮肤较厚，可能影响再造耳廓形态效果。

6. 听力解决方案　采用助听装置 + 外耳道再造解决听力和外观问题。

（1）助听装置:早期（耳廓再造前）可采用最简单的眼镜式骨导助听器解决听力问题。因单耳畸形，对侧听力正常，日常交流无明显障碍，患儿一般不愿意佩戴助听装置，所以根据患者的需求情况，可以选择佩戴眼镜式或发带与发卡式骨导助听器。

耳廓再造后,可继续应用眼镜式骨导助听器或植入式助听装置。对图4-3-1示听力水平患者,软带或植入式BAHA或骨桥全频率提升听力水平,振动声桥对高频效果更好、低频区欠佳,而且因乳突气化差、中耳腔小,振动声桥植入手术相对难度大、风险高。

(2) 外耳道再造术:可行全外耳道再造或仅外侧段再造,解决外观问题。

助听装置植入手术与外耳道再造术最好分次进行,因为再造耳廓前后方同时切开,有影响其血运致再造耳廓坏死的可能。

此外,如果患者或家属早期对双侧听力要求高,可在患侧佩戴眼镜式骨导助听器,既不影响外观、又能获得良好听力。当然,单侧畸形者因对侧正常,日常交流无障碍,亦可不佩戴。

二、单侧畸形,合并感染病灶

详见本篇第五章。

三、单侧畸形,合并邻近部位其他畸形

1. 单侧畸形,合并下颌骨短小畸形(半面短小综合征)(图1-9-3A)

简单者可以在耳廓再造手术第Ⅰ期或第Ⅲ期手术时,下颌部填充假体,修复畸形,避免在第Ⅱ期耳廓再造时修复下颌部畸形,以防止切口损伤再造耳廓皮瓣的血供,引起坏死。

较复杂者需行下颌骨短小畸形矫正手术,可在耳部手术完成后,患儿面部发育稳定后(青春期后),再请口腔颌面外科进行处理。如矫正过早,在继续发育过程中因患侧发育较正常侧慢,又会出现不对称。

2. 单侧畸形,合并副耳和(或)耳屏畸形(图1-9-3B、C) 同时有副耳和耳屏畸形多与耳廓Ⅰ、Ⅱ度畸形伴发,同时伴耳道口狭窄或耳道闭锁,常无需耳廓再造,副耳切除、耳屏畸形修复、外耳道扩大成形术同时进行,切除的副耳、耳屏组织修剪成中厚皮片,可以游离移植于扩大的外耳道内,从而避免或减少其他部位的游离取皮。但是,部分患者因心理因素,愿意保留副耳,术前要沟通好。单发的副耳或耳屏畸形可以根据患儿的心理状况选择手术时机。

此外,如外耳道闭锁需行外耳道再造者,宜青春期后手术,但耳屏畸形与副耳影响外观,家长多要求尽早手术矫正,这种情况下外耳道再造手术宜分期进行,切除的副耳、耳屏组织只能丢弃。

3. 单侧畸形,合并周围性面瘫(图1-9-3E) 因面瘫是出生即存在,患者通常无明显不适感,对畸形外观也已适应,多数无需处理。如闭眼时角膜外露明显,可于睡眠时涂眼膏保护角膜。对外观要求高的患者,可考虑局部整形手术,如面瘫悬吊术。

4. 单侧畸形,合并大口畸形(图1-9-3I) 畸形明显,患者及家属有矫治要求的,可去口腔颌面外科进行修复。

5. 单侧畸形,合并软腭、扁桃体畸形(图1-9-3J) 不影响功能者,无需处理。

6. 单侧畸形,合并斜颈畸形(图1-9-3L,图1-9-6C) 多为综合征的表型之一,请相关专科进行处理。

四、单侧畸形,合并远位畸形

原则:请相关专科处理。

1. 并指或多指畸形(图1-9-5B、C) 骨科处理。

2. 心脏畸形　心外科处理。

3. 肾脏畸形或单侧肾脏　泌尿外科或肾科处理。

五、单侧畸形为综合征的局部表型

如 Treachery-Collin 综合征(图 1-9-6A、B)、goldenhar 综合征(图 1-9-6C),单侧中外耳畸形按前述原则处理,其他畸形相关专科处理,可以同时多学科联合手术,序列治疗方案制定尤为重要,尽量减少患者的手术次数、节省费用和时间。

第四章

双侧畸形序列治疗方案的选择

　　双侧畸形患者因双耳听力差,影响交流和学习,导致反应迟钝,因此,听力的改善较外观更为迫切。但又有改善外观的需求,必须保留好后期耳廓再造的条件,所以,宜先采用非手术方式解决听力问题,如软带 BAHA、骨导助听器。

一、双侧畸形序列治疗方案

　　1. 非手术听力解决方案
　　2. 佩戴黏附式义耳
　　3. 脱发或不脱发
　　4. 耳后皮肤扩张器埋置术
　　5. 注水
　　6. 耳廓再造
　　7. 长期听力解决方案

二、与单侧畸形相比,双侧畸形序列治疗方案选择的主要差异

　　1. 先采用非手术方式解决听力问题。

　　2. 耳廓再造手术双侧同时或分次进行,肋软骨多需取双侧。手术时间延长,难度、风险增加。

　　3. 长期听力解决方案如果采用手术或助听装置植入,双侧最好分次进行,待了解一侧效果后再进行另一侧手术;非手术方式可以同时完成,如双侧同时佩戴骨导助听器。

三、其他合并畸形的处理同单侧畸形序列治疗方案的选择(详见第四篇第三章)

四、双侧畸形合并感染的处理原则(详见第四篇第五章)

第五章

伴感染病灶的先天性中外耳畸形序列治疗方案的选择

一、伴感染病灶的单侧畸形

因耳廓再造目前主要采用自体肋软骨耳廓支架,离体肋软骨因血供差,容易感染坏死;此外,在皮肤扩张、分期耳廓再造中还应用扩张器,需要在体内维持2~3个月,因此,无菌要求较高,术区或邻近区域如有感染病灶存在,一定要先行处理后,再开始耳廓再造手术,在处理感染病灶时,切口设计、手术范围控制,为后期耳廓再造手术预留条件非常重要。总的原则如下:

伴感染病灶的单侧畸形序列治疗方案

> 1. 清理病灶
> 2. 佩戴黏附式义耳
> 3. 脱发或不脱发
> 4. 耳后皮肤扩张器埋置术
> 5. 注水
> 6. 耳廓再造
> 7. 长期听力解决方案

分列以下几种常见情况序列治疗方案的选择:

1. 单侧畸形,伴先天性耳前瘘管或耳后瘘管

(1) 瘘管无感染(图1-9-3D):先完整切除瘘管,如切口对局部皮瓣影响小,可与第Ⅰ期手术—耳后扩张器埋置术同时进行,但在切除瘘管后术区再以75%酒精或碘伏消毒,并更换手术器械。

(2) 瘘管有感染:如有反复红肿、流脓、甚至有切开引流史者,则必须在感染控制后,先安排一次手术彻底切除瘘管和病灶,待完全恢复后,再进行耳廓再造第Ⅰ期手术—耳后扩张器埋置术。

2. 单侧畸形,伴耳后脓肿(图1-9-4、图3-2-1)

单发耳后脓肿,切开排脓并抗炎治疗,可以每天留10ml输注抗生素液体,经切开引流口做局部冲洗,恢复更快。待炎症消退后行病灶彻底切除术。但在切开引流和手术时注意保留好耳后皮肤、皮下组织,预留后期耳廓再造条件。

通常,耳后脓肿与外耳道胆脂瘤并发,有窦道相通。

3. 单侧畸形,伴外耳道胆脂瘤(图1-9-4,图3-2-1)

(1)外耳道狭窄,但可以进行清理,保持外耳道干净、干燥即可。

(2)外耳道闭锁或狭窄重,无法清理外耳道内侧段胆脂瘤者,需行外耳道再造或外耳道扩大成形手术。部分患者因外耳道胆脂瘤时间长,已破坏外耳道骨壁、乳突或破坏鼓膜进入鼓室,术中需根据探查情况做出相应处理,待完全恢复6个月以上,再进行耳廓再造术。

(3)同时伴耳后脓肿、耳道流脓或无流脓者,采用我们创新设计的切口(图3-2-1)进行病灶清理,同时预留好后期耳廓再造条件。

4. 单侧畸形,伴中耳乳突炎和(或)中耳胆脂瘤(图3-2-1) 必须先处理中耳乳突炎和(或)中耳胆脂瘤,分为以下几种情况:

(1)急性渗出性中耳炎:非手术治疗。小儿患者多为渗出性中耳炎,应用抗炎、促进分泌物排除药物、改善咽鼓管通气功能等处理后可恢复。待中耳乳突炎治愈后,再按单侧畸形、无其他并发病序列治疗方案处理。

(2)慢性中耳炎:不怀疑胆脂瘤者,部分因中耳乳突炎反复发作、时间长,或同时合并有鼻窦炎,经非手术治疗难以恢复。但如外耳道闭锁,或有外耳道但无流脓、无鼓膜穿孔等情况,亦可以考虑先行耳廓再造术,在第Ⅲ期时再手术处理中耳乳突炎。但如怀疑中耳乳突胆脂瘤或外耳道有流脓,必须先进行病灶清除,采用外耳道再造术或扩大成形术与鼓室探查成形术,待完全恢复至少半年后,再进行耳廓再造术。

但有一种情况除外,作者在实践中发现中耳腔发育过程中未吸收的中胚层组织(似中耳黏膜)遗留,颞骨CT显示为病灶影,易被认为中耳炎,在手术探查中为光滑的黏膜样组织,无需处理,术前难以与中耳炎性肉芽鉴别。

(3)中耳乳突胆脂瘤,同时伴有耳后脓肿与外耳道胆脂瘤:采用新设计切口进行病灶清理、外耳道再造或扩大成形与鼓室成形术,或(改良)乳突根治术,同时预留好后期耳廓再造条件(图3-2-1)。

5. 单侧畸形,伴颈部瘘管、囊肿或脓肿(图1-9-3K) 属于第三鳃裂(咽裂)瘘管、囊肿或脓肿,分情况进行处理:

(1)无红肿史的瘘管或囊肿:宜尽早先行瘘管或囊肿切除术,因瘘管或囊肿完整,易于彻底切除,减少术后复发概率。但也要考虑患儿年龄、承受手术的能力,所以无绝对手术年龄限制。待完全恢复后,再按单侧畸形、无并发病患者序列治疗方案进行处理。

(2)有红肿史、甚至切开引流史:先予抗生素控制感染后,再行瘘管、囊肿或脓肿切除,因为瘘管、囊肿或脓肿壁已不完整,切除不彻底与术后复发概率增高。待切除术后完全恢复6个月以上,确认无复发再按单侧畸形、无并发症患者序列治疗方案进行处理。

二、伴感染病灶的双侧畸形

基本原则同伴感染病灶的单侧畸形,差异为如双侧感染病灶,根据患者年龄、畸形情况、全身状况、家庭经济情况,选择同时处理双侧感染病灶或分次进行。

第五篇

Ⅰ~Ⅲ期手术相关内容

第一章

围术期处理与注意事项

本章讲述最常用的皮肤扩张、自体肋软骨耳廓支架植入,分三期耳廓再造的各期术前准备、术后处理与注意事项,便于医生、护士及患者与家属配合与准备。

三期手术名称:

1. 第Ⅰ期 残耳后皮肤扩张器埋置术。

2. 第Ⅱ期 自体肋软骨耳廓支架植入耳廓再造术。

3. 第Ⅲ期 再造耳廓修整术 + 外耳道再造术(或外耳道扩大成形术)和(或)听力相关手术。

如有外耳道、中耳、乳突感染病灶,如外耳道胆脂瘤和(或)中耳炎,需先处理病灶,则先行外耳道再造或扩大成形、胆脂瘤清除、鼓室成形术或(改良)乳突根治术,待完全恢复后至少 6 个月,按Ⅰ~Ⅲ期开始分期耳廓再造术。

对耳前、耳后瘘管感染或耳后脓肿者,控制感染后,先行病灶清除,待恢复 6 个月以后再按Ⅰ~Ⅲ期开始分期耳廓再造术。

第一节 第Ⅰ期围术期处理与注意事项

第Ⅰ期手术:残耳后皮肤扩张器埋置术。

一、术前准备

(一) 术前检查清单

1. 血常规。

2. 凝血四项。

3. 血清四项(乙肝表面抗原,丙肝抗体,艾滋病抗体,梅毒抗体)或八项。

4. 肝肾功(转氨酶两项,血糖,肌酐、尿素氮,钾钠氯二氧化碳等电解质)。

5. 心电图。

6. 胸部正位片。

7. 心脏 B 超、肾脏 B 超(畸形重者必须检查)。

8. 专科检查:

（1）音叉检查（记录到病历上，尤其是 RT 试验）。

（2）纯音测听（或条件反射测听）+ 阻抗（对单耳畸形者标注：一定要每个频率加掩蔽）。

（3）ABR 阈值（气导 + 骨导）。

（4）颞骨 CT 平扫。

（二）患者准备

1. 检查头面部（尤其是术区）有无感染灶或皮肤病，如耳前 / 后瘘管、疖肿、青春痘、牛皮癣等。

2. 剃全头或大半头，入院即完成。因头皮疖肿、青春痘、牛皮癣等常需剃头后才能发现，便于术前有时间处理，如术前 1 天发现需择期手术。作者经验：头皮小疖肿与青春痘采用碘伏涂抹 1~3 天即可恢复。

3. 术前一天要再次刮除术区头发，洗头、洗澡。

4. 排除手术禁忌证：有无全身性疾病，女性患者月经时间等。

5. 照外观相 正面、背面、左右侧。

（三）术前用药

1. 抗生素 术前 1 天或术前 2 小时可预防性应用抗生素 1 次。

2. 镇静药 焦虑的患者术前晚可用地西泮片 5mg，一般可不用。

3. 清肠药 术前晚开塞露清肠，一般可不用（因Ⅰ期手术时间短）。

4. 止血药 术前半小时可用一次止血药，一般可不用。

（四）特需用品清单

1. 80ml 或 50ml 肾形扩张器（无菌包装），与手术侧别一致。

2. 最小号针头的头皮针（0.45 × 20 TW SB）或 1ml 注射器（用于穿刺扩张器注射壶注气，检测是否有漏气）。

3. 消毒液 2% 或 1% 碘酒、75% 酒精（因无菌要求较高，头皮区可用 2% 碘酒，小儿可用 1% 碘酒，尤其青春期有青春痘的患儿，但碘酒不要消毒面部皮肤，易烧伤和染色）。亦可用碘伏消毒。

4. 麻醉药 0.5% 利多卡因（全麻者直接用生理盐水）40ml，盐酸肾上腺素 0.3ml，局麻患者可加用 4% 碳酸氢钠注射液 3ml（可以减轻疼痛，可能原理是降低酸度，提升痛阈）。

5. 无菌画线笔或亚甲蓝 术中画线用。

6. 头灯（术中用）或带灯拉钩。

7. 双极电凝 1 套。

8. 4-0，5-0 带针丝线。

9. 无菌油纱条。

10. 输液器 1 套：做引流管用。

11. 引流瓶 可用 500ml 塑料无菌瓶装盐水或糖水排空后抽成负压后使用。

12. 3 列普通绷带。

二、术后处理

1. 术后用药

（1）术后止血：①止血药：用 1~3 天；② 手术侧颈部冰敷，3~4 次 / 日，15~20 分钟 / 次，止血效果好。

（2）**预防感染**：抗生素用 1~3 天。

（3）**止痛药**：一般不需要，疼痛明显者可用去痛片 1 片，口服即可。

2. 负压引流

（1）**引流管**：插入引流瓶的针头固定要可靠、绝不能脱出，否则负压将引流管内容物吸入扩张囊腔内引起感染，一旦脱出，立即关闭引流管滑轮开关，并更换无菌引流瓶和引流管。

（2）**引流物**：观察、记录引流物的量与性质，引流物多时，随时更换引流瓶。青年男性患者可引流血性液 150~200ml/ 天，此时要判定有无活动性出血、引流管是否通畅，避免血肿形成。

（3）**引流瓶**：尽可能当天准备，抽吸成负压，标记日期。一般两天更换 1 次，引流物多者随时更换。更换前一定要先关闭输液器阀门，更换完后再打开。否则会因负压作用，将引流管内储存的凝血、细菌吸入术腔，引起感染。

（4）**拔管**：严格无菌操作，换药室消毒处理后进行。作者经验：术后 5 天拔管安全可靠，引流液已变淡或发黄时，拔除引流管。无特殊情况者可当天或观察一天后出院。

3. 包扎 拔管后一天，可以撤除包扎，直接暴露切口。

4. 其他注意事项 避免头部出汗，浸湿包扎敷料，污染切口，引起感染。

5. 术后发热 术后 1~3 天内可有低热（38.5℃以下），属术后正常反应，但如持续发热或高热，要及时报告医生，查找原因，进行处理。

6. 拆线 可在术后 9~10 天拆线，因扩张器已开始注水，为防止切口裂开，可以推迟 1~3 天拆线。

三、注水扩张

1. 注水时间 一般术后 5~8 天开始，每周注水 3 次，每次 3~8ml，根据患者有无胀痛及局部扩张皮瓣血供情况判定：轻压皮肤变白，松手后立即转红即可。

2. 准备 无菌生理盐水、注射器、托盘、最小号头皮针或注射针头、干棉球、碘伏棉球 / 酒精棉球。

3. 防感染 注水后 1~2 天内防止针眼进水、污染，以避免感染。洗头可在下一次注水前一晚，要选用温和型洗头液，可用婴儿洗头液。

4. 观察皮瓣颜色 如有苍白或疼痛需尽快请医生处理。防止扩张压力过大引起皮瓣缺血坏死、破裂穿孔。

5. 最大注水量 一般 50ml 扩张器，注水 50~70ml；80ml 扩张器，注水 100~120ml。

6. 防止碰撞、压迫扩张囊 导致皮瓣发生缺血坏死或扩张器破裂。

四、静息扩张期

当达到最大注水量后，患者可回家静息扩张 1 个月左右，再开始第Ⅱ期耳廓再造术。静息扩张期时间不宜太长亦不宜太短，时间太长因血管丰富、粗大，术中出血增多；时间太短，血管网重建不充分，在半包法皮瓣蒂供血不足，有坏死的可能，且皮瓣扩张不充分"额外"皮肤量不足。作者经验：1~2 个月内，最短 17 天（因有皮瓣破裂而提早手术），顺利完成手术。

第二节　第Ⅱ期围术期处理与注意事项

第Ⅱ期手术:自体肋软骨耳廓支架植入耳廓再造术。一般在第Ⅰ期术后2~3个月进行。

一、术前准备

(一)术前检查清单

1. 术前检查清单前6项同第Ⅰ期,我院3个月内的检查可不用复查,但有特殊情况的如电解质、心电图和血常规最好要复查。

2. 心脏和肾脏B超在第Ⅰ期术前已检查的可不用复查,因先天畸形一般3个月内不会有明显改变。

3. 专科检查　第Ⅰ期术前已检查的不用再查,因有扩张器,局部无法佩戴听力检查的耳机,且第Ⅱ期手术不涉及听力,所以不用复查。

(二)患者准备

同第Ⅰ期手术,但要检查扩张皮瓣血供情况及有无破损。

(三)术前用药

1. 抗生素与镇静药应用同第Ⅰ期手术。

2. 因第Ⅱ期手术时间长,术前一晚使用开塞露清肠。

3. 止血药　不用,避免皮瓣缺血坏死。

(四)特需用品清单

1. 耳模片准备与消毒　术前1天以对侧耳廓或同龄人耳廓为模板,以胶片画制、修剪耳模片,并用环氧乙烷消毒备用,也可术前1小时低温消毒备用。

2. 胸带　准备合适患者大小的胸带,在胸部肋软骨切取后备用。

3. 消毒液　同第Ⅰ期手术。

4. 麻醉药　同第Ⅰ期手术。

5. 其他　除无需头灯或带灯拉钩外,均同第Ⅰ期手术。

二、术后处理

1. 术后用药

(1)术后止血　禁用止血药和颈部冰敷,与第Ⅰ期手术相反,因第Ⅱ期手术要避免皮瓣缺血坏死。

(2)预防感染　术后预防性应用抗生素3~5天,因为有两个术区,且手术时间长。

(3)营养支持　术后因胸部疼痛,患者进食不佳,术后3日补充电解质、氨基酸,有利于康复。

(4)止痛药　耳部术区一般疼痛轻,无需处理。胸部术区术后1~2天均有疼痛,可口服止痛药1~2天(详见下文胸部术区处理)。

2. 耳部术区处理

(1)负压引流　同时具有引流和负压维持再造耳廓形态的作用。除引流量一般较少外,处理均同第Ⅰ期手术。

(2) 包扎　拔管后一直包扎,直至拆线后 3~5 天,可以敞开术区。

(3) 避免头部出汗　浸湿包扎敷料,污染切口,引起感染。

(4) 耳颅角维持　对半包法耳廓再造的患者,切口愈合好、拆线后应用可塑形的橡皮泥卡压维持形态。

3. 胸部术区处理

(1) 观察呼吸　因肋软骨切除,应防止术后有气胸或肺部感染,尽早发现异常情况,有无呼吸困难、咳嗽、咳痰等。

(2) 防止切口裂开　注意胸部减张,如半坐位,咳嗽、大便时弓背,手捂切口区。

(3) 疼痛　剧烈者,可口服止痛药 1~2 天。一般年龄小的患者(6~8 岁)较年龄大者或成人疼痛要轻,且持续时间短。胸带系紧可以缓解疼痛感,但会有呼吸困难感,可予以低流量吸氧(持续或间断)。

(4) 尽早下床活动　一般小儿术后第 2 天,青少年或成人术后第 3 天即可下床活动。

(5) 鼓励患者咳嗽　有痰尽量咳出,可避免术后肺部感染。

(6) 胸带加压包扎　持续约半年左右。

4. 术后发热处理　同第 I 期手术。

5. 拆线　耳区和胸部均可在术后 10~14 天分两次拆线。

6. 洗澡　最好在拆线两周以后,确认切口愈合好再接触水,不能搓、擦,可用温和清洗液,洗完后立即用无菌棉签蘸干切口区。

第三节　第Ⅲ期围术期处理与注意事项

第Ⅲ期手术:再造耳廓修整术 + 外耳道再造术(或外耳道扩大成形术)和(或)听力相关手术。一般在第Ⅱ期术后至少 6 个月进行。

一、术前准备

(一) 术前检查清单

1. 术前检查清单前 6 项同第 I 期。

2. 心脏和肾脏 B 超第 I 期已检查的可不用再查。

3. 专科检查　项目同第 I 期术前,因本期涉及听力解决方案,全部复查。

(二) 患者准备

只需剃除耳周 3~5 指范围的头发,其余同第 I 期手术。

(三) 术前用药

1. 抗生素与镇静药应用同第 I 期手术

2. 术前一晚使用开塞露清肠,可根据手术时间选用,建议超过 3 小时的使用。

3. 止血药　酌情使用。

(四) 特需用品清单

1. 助听装置　根据患者具体情况选择,备用。

2. 取皮刀　再造耳道需用裂层皮片时备用。

3. 面神经监测仪　帮助术中面神经定位,可避免或减少面神经损伤。

4. 消毒液 1% 碘酒、75% 酒精或碘伏。

5. 麻醉药:2% 利多卡因(全麻者直接用生理盐水)10ml,盐酸肾上腺素 10 滴。取皮刀取皮麻醉药同第 I 期手术麻醉药。

6. 耳道填塞碘仿纱条、明胶海绵。

二、术后处理

1. 术后用药

(1) 术后止血:同第 I 期手术。

(2) 预防感染:使用抗生素 3~5 天。

(3) 止痛药:耳部术区一般疼痛轻,无需处理。

2. 耳部术区处理

(1) 避免头部出汗,浸湿包扎敷料,污染切口,引起感染。

(2) 无引流管。

(3) 包扎:如耳后沟有处理者,包扎至拆线后 3~5 天,可敞开术区。

(4) 拆线:术后 10~14 天拆线。

(5) 换药:外耳道再造或成形术后需要多次换药,时间不等,如局部干燥可每三周左右更换一次填塞物,直至创面植皮完全愈合。患者或家属可用吹风机热微风吹外耳道,3~4 次 / 日,15 分钟 / 次,保持干燥。

(6) 耳道支撑与扩张:对耳道愈合好、无渗出者,可以采用外耳道模型支架或扩张器(作者专利产品)进行支撑、扩大,方便患者在家自行处理,不必依赖医生。

(7) 随诊:再造外耳道或重建外耳道有再狭窄或闭锁趋势者要定期随诊,一旦发现耳道有变小表现时,要及时就诊,进行外耳道支撑、扩大。

3. 供皮区处理 取皮刀取皮区,以肾上腺素棉片止血后,单层油纱覆盖,加压包扎两周左右,无需换药,待其自行脱落,即愈合。

4. 术后发热处理 同第 I 期手术。

5. 洗澡 时间及处理同第 I、II 期手术。

第二章

各期手术病历书写要点

本书仅列出病例书写中专病书写要点,无特殊情况的项目省略。

第一节 第 I 期手术病历书写要点

第 I 期手术:残耳后皮肤扩张器埋置术。

第 1 次入院记录

主　诉:出生后发现右耳廓畸形、听力差 15 年。

现病史:患者出生后家长发现其右耳廓畸形,呈花生状,无耳道,右侧面部较左侧稍小。能交流后在其右侧说话时常要转头,发现右侧听力较左侧差,但说话吐词清楚,平常学习、与人交流尚无明显障碍。为诊治于 2015-02-10 以"先天性小耳畸形(右),先天性外耳道闭锁(右)"收入我院。发病以来患者精神状态良好,食欲良好,睡眠好,体重无明显变化,大便、小便正常。

个人史:生长于××省,第×胎、足月顺产,孕期母亲无疾病、用药史、无先兆流产、阴道异常出血等病史。无疫区、疫水接触史,无高原、牧区、矿山、高氟区、低碘区居住史,无化学性物质、放射性物质、有毒物质接触史,无吸毒史,无吸烟、饮酒史。

家族史:父母健在,无烟酒嗜好,无特殊病史。无兄弟姐妹。家族中无同类患者,否认家族、遗传病史。

专 科 检 查

咽:右侧无扁桃体、舌腭弓畸形。

耳:右耳廓畸形,无耳廓形态,残耳呈花生状,无外耳道,表面皮肤颜色正常。耳周无红肿、疖肿、青春痘及其他皮疹,无耳前、后瘘管,无副耳。耳后发际线离残耳距离约 2.5cm。右侧面部较左侧稍小,无嘴角偏斜、无眼睑闭合不全。左耳廓及外耳道未见异常,鼓膜完整。双侧乳突区无红肿及压痛。音叉检查 C256:RT 左(+),右(−),

WT 偏右。

化验及特殊检查

颞骨 CT 平扫(2015-02-05 我院):右侧外耳道骨性闭锁,中耳、乳突腔无病灶影,听骨畸形。

纯音测听(2015-02-05 我院):右耳传导性耳聋,气导阈值 0.25~4kHz 平均约 60dB。

最后诊断:

初步诊断:
1. 先天性小耳畸形(右,Ⅲ度)
2. 先天性外耳道闭锁(右)
3. 先天性中耳畸形(右)

张 ××

2015-02-10

首次病程记录

一、病历特点如下

1. 男性,15 岁,青少年,无心肺、肝肾功能异常。

2. 主要表现:右耳廓畸形、呈花生状,无外耳道,听力差。左耳廓、听力无异常。未发现其他多发畸形及并发症。

3. 查体:右耳廓呈花生状,无外耳道,表面皮肤颜色正常,周边无红肿、疖肿、青春痘及其他皮疹,无耳前、后瘘管。耳后发际线离残耳距离约 2.5cm。右侧面部较左侧稍小。左耳廓及外耳道未见异常,鼓膜完整。双侧乳突区无红肿及压痛。音叉检查 C256:RT 左(+),右(−),WT 偏右。

4. 辅助检查:颞骨 CT 平扫(2015-02-05 我院):右侧外耳道骨性闭锁,中耳、乳突腔无病灶,听骨畸形。 纯音测听(2015-02-05 我院):右耳传导性耳聋,气导阈值 0.25~4kHz 平均约 60dB。

二、拟诊讨论

根据患者的主要表现、查体及辅助检查,诊断明确:1. 先天性小耳畸形(右,Ⅲ度);2. 先天性外耳道闭锁(右);3. 先天性中耳畸形(右)。因畸形形态特征清楚,诊断明确,无需鉴别,下面主要进行诊疗分析。

诊疗分析:诊断上需要的检查为:1. 复查纯音听力检查(测右侧时每个频率都需掩蔽左耳听力)+ 声阻抗检查(健侧)。2. 脑干诱发电位(ABR)气导和骨导阈值,因为是单侧畸形,要排除对侧影子曲线可能,术前一定要检查清楚,防止术后误判。3. 行心脏和肾脏 B 超检查,以排除有畸形的可能。4. 完成全麻术前准备,确认无手术禁忌证。

治疗上:患者属单侧畸形、无感染病灶、无多发畸形,有解决外观和听力的双重需求,但外观需求较听力需求更迫切,所以采取"先外观,后听力"的总治疗原则。

耳廓再造方案:因患者 15 岁,乳突区皮肤、皮下组织较厚、较紧,采用自体肋软骨耳廓支架、皮肤扩张、全包法耳廓再造较好,分三期手术。因患者发际线正常,耳后无毛发区域较大,所以可以不脱毛发直接开始第Ⅰ期手术——耳后皮肤扩张器埋置术。从我们的统计结果看,15岁是肋软骨大小和韧度都比较适合于耳廓支架再造的时期。

听力解决方案:患者表现为右耳传导性耳聋、气导阈值60dB左右、呈水平型曲线,属于中外耳畸形中最常见的听力障碍类型和程度,但因左侧听力正常,日常交流可顺利完成,主要是右耳声源定位能力、双侧平衡感差,所以,在耳廓再造完成前可以不采取措施,或优先考虑无需手术的助听装置直接佩戴,可选简单、有效、外观影响较小的眼镜式骨导助听器。在耳廓再造完成后,可选择继续应用眼镜式骨导助听器或植入式的助听装置,如植入式骨桥或BAHA,振动声桥镫骨、圆窗植入主要改善高频听力,而此患者需全频率改善听力,所以暂不考虑。可在第Ⅲ期手术再造耳廓修整时同期完成。此外,第Ⅲ期手术时还可考虑同时完成外耳道再造术,主要解决外观问题。

所以,本次治疗方案是耳廓再造的第Ⅰ期手术——耳后皮肤扩张器埋置术。

三、初步诊断

1. 先天性小耳畸形(右,Ⅲ度) 2. 先天性外耳道闭锁(右) 3. 先天性中耳畸形(右)

四、诊疗计划

(一)拟查项目

1. 血、尿、便常规

2. 凝血四项

3. 血清八项

4. 肝肾功(转氨酶两项,血糖,肌酐、尿素氮,钾钠氯二氧化碳等电解质)

5. 心电图

6. 胸部正位片

7. 心脏B超、肾脏B超

8. 专科检查

(1)纯音测听(一定要每个频率加掩蔽)+阻抗

(2)ABR阈值(气导 + 骨导)

(二)治疗

完善术前检查,择期行耳后皮肤扩张器埋置术。

张 ××

2015-02-11　　　　**李 × 主管医师查房记录**

患者未诉不适,查体无特殊变化。李×主管医师查房指示:诊断明确,有手术指征,完善术前常规检查,如无手术禁忌证,择期在全麻或局麻下行耳后皮肤扩张器埋置术。

张 ××

2015-02-12　　　　　　　　　　**术 前 小 结**

诊断依据:1.病史;2.查体;3.听力检查;4.颞骨 CT。

手术名称:全麻下耳后皮肤扩张器埋置术(右)。

手术适应证及禁忌证:患者诊断明确,耳廓畸形影响外观,患者及家属有改善外观心理需求,有手术指征。术前各项检查未发现手术禁忌证。病人及家属要求手术,已签字同意。

术中注意事项:1.根据对侧耳廓位置确定耳后皮肤扩张器埋置位置;2.肿胀麻醉层面,基本决定了分离层面;3.分离皮瓣时小心,勿分破;分离层面要平整;4.术中注意无菌操作、严格止血;5.置入扩张器展平,勿折叠、成角;6.引流管保持通畅。

术后处理:1.应用止血药、颈部冰敷止血;2.使用抗生素以预防感染;3.观察引流情况,如有异常及时处理。

手术可能发生的并发症及预防措施:1.感染:术中严格无菌操作,术后应用有效抗生素预防感染。2.血肿:术中止血彻底,术后引流通畅,适当应用止血药和颈部冰敷。3.扩张器成角:置入扩张器展平、勿折叠。4.扩张器不扩张,置入前一定检查扩张器是否漏气。5.扩张皮瓣破裂:取出扩张器,待破裂皮瓣愈合后3个月再次手术。如果皮瓣扩张已经完成时破裂,无感染表现,可考虑提前行第Ⅱ期耳廓再造手术。

张××

2015-02-12　　　　　　　　　　**术 前 讨 论**

李×主管医师:患者此次手术目的是为下期耳廓再造做准备,手术分Ⅲ期,此次手术为第Ⅰ期,行右耳后皮肤扩张器埋置术。术中术后可能发生的情况应向患者及家属交代清楚。

邹××主诊医师(主刀医师):患者属单侧畸形,无感染病灶,无多发畸形,有解决外观和听力的双重需求,但因左侧听力正常,日常交流可顺利完成,所以外观需求较听力需求更迫切,采取"先外观,后听力"的总治疗原则。因患儿15岁,肋软骨大小和韧度都是比较适合做耳廓支架的时期,乳突区皮肤、皮下组织较厚、较紧,故采用自体肋软骨耳廓支架、皮肤扩张、全包法耳廓再造较好,手术分Ⅲ期进行。因患者发际线正常,耳后无毛发区域较大,所以可先不脱毛发直接开始第Ⅰ期手术——耳后皮肤扩张器埋置术。

第Ⅰ期手术本身相对简单,但对后期影响大,直接决定了第Ⅱ期手术能否进行及对再造耳廓的效果产生影响。术中要注意确定好扩张器埋置位置和分离层面,严格无菌操作和彻底止血,置入扩张器一定要展平,防止折叠、成角,保持引流管通畅。术后预防感染,观察引流情况。

听力解决方案可以先不采取措施,或优先考虑无需手术的助听装置直接佩戴,可选简单、有效、外观影响较小的眼镜式骨导助听器。在耳廓再造完成后,可选择继续应用眼镜式骨导助听器,或在第Ⅲ期手术再造耳廓修整时,同期植入骨桥或BAHA。因患者属平坦型听力曲线,需全频率改善听力,而振动声桥镫骨、圆窗植入主要改善高频听力,所以,不考虑振动声桥植入。此外,第Ⅲ期手术时还可考虑同时完成外耳道再造术,主要解决外观问题。

其他医师无不同意见。

张××

2015-02-13 　　　　　　　　　**术后病程记录**

患者于今日在全麻下行右耳后皮肤扩张器埋置术,手术顺利。根据对侧耳廓位置画出扩张器埋置分离范围线,保持分离层面整齐,术中止血彻底,置入扩张器展平,引流通畅。术后给予抗生素预防感染、应用止血药,观察引流情况。

张××

2015-02-×

术后第1~3天,1.患者主诉:有无疼痛、发热? 2.查体:(1)全身情况、心肺功能有无异常? (2)有无面瘫? (3)头部敷料:渗出和固定情况。(4)引流情况:引流管是否通畅,引流液性质和量。3.更改医嘱:护理、预防感染、止血治疗根据情况调整。一般术后5天,引流量少、成淡黄色,可拔除引流管、出院。

张××

第二节　第Ⅱ期手术病历书写要点

第Ⅱ期手术:自体肋软骨耳廓支架植入耳廓再造术

第2次入院记录

主　诉:出生后发现右耳廓畸形15年,耳后扩张器埋置术后2月余。

现病史:患者出生后家长发现其右耳廓畸形、呈花生状,无耳道,右侧面部较左侧稍小。能交流后在其右侧说话时常要转头,发现右侧听力较左侧差,但说话吐词清楚,平常学习、与人交流尚无明显障碍。为改善外观拟行分期耳廓再造术,于2015-02-13在我院行右耳后皮肤扩张器埋置术,术后7天开始注水扩张,最后一次注水时间为35天前,总注水量为80ml,过程顺利。无耳周疼痛、红肿、流脓病史。今以"耳后扩张器埋置术后(右),先天性小耳畸形(右),先天性外耳道闭锁(右)"收入院,发病以来患者精神状态良好,体力情况好,食欲、睡眠正常,体重无明显变化,大、小便正常。为进一步治疗入院。

个人史与家族史:同第Ⅰ期。

专　科　检　查

耳:右耳后扩张皮瓣颜色红润,血供好,可见血管纹,无破溃,扩张皮瓣后上方少许毛发。残耳呈花生状,无外耳道。耳周无红肿、疖肿、青春痘及其他皮疹,无耳前、后瘘管,无副耳。右侧面部较左侧稍小,无嘴角偏斜、无眼睑闭合不全。左耳廓及外耳道未见异常,鼓膜完整。双侧乳突区无红肿及压痛。音叉检查 C256:RT 左(+),右(-),WT 偏右。

化验及特殊检查

均见第 I 期手术时结果

1. 颞骨 CT,纯音测听,ABR 气骨导阈值。

2. 心脏、肾脏 B 超。

3. 化验检查、心电图、胸片。

最后诊断:　　　　　　　　　　初步诊断:

1. 耳后扩张器埋置术后(右)

2. 先天性小耳畸形(右,III度)

3. 先天性外耳道闭锁(右)

4. 先天性中耳畸形(右)

张 ××

2015-05-03　　　　　　首次病程记录

一、病历特点如下

1. 男性,15 岁,青少年,无手术禁忌证。

2. 主要表现:右侧先天性中外耳畸形,小耳畸形III度,外耳道闭锁,传导性耳聋。但左耳发育与听力正常,日常交流顺利。无其他多发畸形及并发症。为改善外观拟行分期耳廓再造术,于 2015-02-13 在我院行第 I 期右耳后皮肤扩张器埋置术,术后注水扩张,最后一次注水时间为 35 天前,总注水量为 80ml,过程顺利,无耳周疼痛、红肿、流脓病史。

3. 查体:右耳后扩张皮瓣颜色红润,血供好,可见血管纹,无破溃。残耳呈花生状,无外耳道。耳周无红肿、疖肿、青春痘及其他皮疹,无耳前、后瘘管,无副耳。乳突区无红肿及压痛。音叉检查 C256:RT 左(+),右(-),WT 偏右

4. 辅助检查:颞骨 CT 平扫(2015-02-05 我院):右侧外耳道骨性闭锁,中耳、乳突腔无病灶,听骨畸形。纯音测听(2015-02-10 我院):右耳传导性耳聋,气导阈值 0.25~4kHz 平均约 60dB。ABR 气导阈值右侧 75dB,左侧 30dB,骨导阈值双侧 25dB。心脏、肾脏 B 超(2015-02-11 我院)均未见异常。

二、拟诊讨论

根据病史、查体及辅助检查,诊断明确:1. 耳后扩张器埋置术后(右);2. 先天性小耳畸形(右,III度);3. 先天性外耳道闭锁(右);4. 先天性中耳畸形(右)。无需鉴别。

诊疗分析:患者为序列治疗的第 II 期手术,右耳后皮肤扩张器埋置术后,扩张器无破损,扩张皮瓣表面颜色红润,可见血管纹,血供好,拟采用自体肋软骨耳廓支架、皮肤扩张、全包法耳廓再造术。为保护心脏,拟取右侧肋软骨做耳廓支架,因年龄 15 岁,通常取 7~9 肋软骨即可,此年龄的患者耳廓大小已达到成人的 90% 以上,为达

到后期双耳廓对称的效果,再造耳廓要比对侧稍大。

听力解决方案已在第Ⅰ期手术时制定好,并跟患者及家属沟通,拟采用简单、有效、经济的眼镜式骨导助听器。

三、初步诊断

1. 耳后扩张器埋置术后(右);2. 先天性小耳畸形(右,Ⅲ度);3. 先天性外耳道闭锁(右);4. 先天性中耳畸形(右)。

四、诊疗计划

1. 拟查项目

因离第Ⅰ期手术时间在3个月内,各项检查可不用复查。如超期,复查血液、尿便常规、心电图及胸片。听力学检查可不用复查,因本期手术不处理听力问题;心脏、肾脏 B 超亦可不复查,因先天畸形一般在 3 个月内无变化。

2. 治疗:择期行自体肋软骨耳廓支架植入、皮肤扩张、全包法耳廓再造术。

张××

2015-05-04　　　**李×主管医师查房记录**

患者未诉不适,查体无特殊变化。李×主管医师查房指示:诊断明确,有手术指征,本次住院为患者序列治疗的第Ⅱ期手术,完善术前常规检查,如无手术禁忌证,择期在全麻下行自体肋软骨耳廓支架植入、皮肤扩张、全包法耳廓再造术。

张××

2015-05-05　　　　**术 前 小 结**

手术名称:全麻下行自体肋软骨耳廓支架植入、皮肤扩张、全包法耳廓再造术(右)。

术中注意事项:1. 术中严格无菌操作、彻底止血;2. 设计、分离皮瓣时注意保留皮瓣血供、防止缺血坏死;3. 肋软骨切取时仔细分离,防止发生气胸;4. 耳廓支架雕刻尽可能轮廓清楚;5. 再造耳廓定位很重要,要以对侧为标准,但同时要考虑外耳道口位置;6. 引流要保持通畅,有引流和维持耳廓形态的双重作用。

术后处理:1. 一级护理,半流饮食;2. 使用抗生素预防感染;3. 观察呼吸情况,防止气胸和肺部感染;4. 观察引流情况。

手术可能发生的并发症及预防措施:1. 感染:术中严格无菌操作,术后应用抗生素预防感染;2. 血肿:术中止血彻底,术后引流通畅,一般不应用止血药和颈部冰敷,防止皮瓣血供障碍,引起坏死;3. 皮瓣坏死:分离皮瓣时注意保留好皮瓣血供;4. 气胸:取肋软骨时保留好内侧肋软骨膜,一旦发生,行胸腔闭式引流术。5. 肺炎:术后鼓励患者咳嗽、咳痰、尽早下地活动。

张××

2015-05-05　　　　**术 前 讨 论**

李×主管医师:患者此次入院手术是分期手术的第Ⅱ期,行耳廓再造术,患者第Ⅰ期手术与注水扩张顺利完成,皮瓣血供好,择期手术即可。术中术后可能发生的情况向患者及家属交代清楚。

邹××主诊医师(主刀医师):根据病史、查体及辅助检查,诊断明确,无需鉴别。患者为序列治疗的第Ⅱ期手术,右耳后皮肤扩张器埋置术后,扩张器无破损,扩张皮瓣表面颜色红润,可见血管纹,血供好,周边无感染病灶,根据患者年龄和局部皮肤条件,拟采用自体肋软骨耳廓支架、皮肤扩张、全包法耳廓再造术。

为保护心脏,切取右侧肋软骨;因年龄15岁,通常取第7~9肋软骨即可;切取肋软骨时保留好内侧肋软骨膜,防止发生气胸,一旦发生,行胸腔闭式引流术。患者此年龄的耳廓大小已达到成人的90%以上,为使后期双耳对称,故再造耳廓要比对侧稍大。再造耳廓定位很重要,要以对侧耳廓位置为标准,但同时要考虑外耳道口位置,使再造耳廓与耳道口位置协调。此外,扩张皮瓣内侧囊膜部分分离,以防挛缩引起耳廓变形。术中严格无菌操作,注意保留好皮瓣血供、防止坏死;引流要保持通畅,有引流和维持耳廓形态的双重作用。术后要鼓励患者咳嗽、咳痰、尽早下地活动,防止肺炎发生。

听力解决方案在第Ⅰ期手术时已与患者及家属沟通好,本次手术不涉及听力问题。

张××

2015-05-06　　　　　　　　　**术后病程记录**

患者于2015-05-06在全麻下行右侧自体肋软骨支架植入、皮肤扩张、全包法耳廓再造术。术中切取第7~9肋软骨,根据对侧耳廓模型雕刻软骨支架,扩张皮瓣内侧囊膜部分分离,残耳下部转位再造耳垂,植入耳廓支架、定位、固定,置入头皮针引流管1根。再造耳廓形态好,耳部无菌敷料包扎,胸部检查无气胸,胸带加压包扎。术毕,检查无异常,病人清醒后安返病房。术后给予预防感染、支持等治疗,注意耳部术区有无渗血及引流情况,观察呼吸情况,有无气胸、肺炎等发生。

张××

2015-05-×

术后第1~3天,1.患者主诉:有无疼痛、发热、咳嗽、呼吸困难? 2.查体:(1)全身情况;(2)有无面瘫;(3)头部敷料:渗出和固定情况;(4)引流情况:引流管是否通畅,引流液性质和量。3.双肺呼吸音有无异常? 4.尿管通畅?第二天拔除。5.更改医嘱:护理、预防感染、止痛治疗根据情况调整。不用止血药和冰敷,一般术后5天,可拔除引流出院。

张××

第三节　第Ⅲ期手术病历书写要点

第Ⅲ期手术:再造耳廓修整术 + 外耳道再造术(或外耳道扩大成形术)和(或)听力相关手术。

第3次入院记录

主　诉:右侧耳廓再造术后1年余,听力差16年余。

现病史：患者出生后家长发现其右耳廓畸形、呈花生状，无耳道，右侧面部较左侧稍小。能交流后在其右侧说话时常要转头，发现右侧听力较左侧差，但说话吐词清楚，平常学习、与人交流尚无明显障碍。为改善外观行分期耳廓再造术，于 2015-02-13 在我院行右耳后皮肤扩张器埋置术，注水 80ml，扩张过程顺利；于 2015-05-06 在我院行第 Ⅱ 期手术——自体肋软骨耳廓支架植入、皮肤扩张、全包法耳廓再造术。现术后 1 年余，再造耳廓形态结构清晰，但无耳甲腔，耳道闭锁。耳周无疼痛、红肿、流脓等情况。为进一步改善外观及改善听力，今以"1. 耳廓再造术后(右)，2. 先天性外耳道闭锁(右)，3. 先天性中耳畸形(右)"收入院。发病以来患者精神状态良好，体力情况好，食欲、睡眠正常，体重无明显变化，大、小便正常。

专 科 检 查

耳：右再造耳廓形态好，耳轮、对耳轮、三角窝、舟状窝、耳垂结构清晰，大小、位置与对侧基本对称。但无耳甲腔、耳屏，外耳道闭锁，耳后可见切口瘢痕；耳周无红肿、疖肿、青春痘及其他皮疹，无耳前、后瘘管，无副耳。右侧面部较左侧稍小，无嘴角偏斜、无眼睑闭合不全。左耳廓及外耳道未见异常，鼓膜完整。双侧乳突区无红肿及压痛。音叉检查 C256：RT 左(+)，右(−)，WT 偏右

化验及特殊检查

均见第 Ⅰ 期手术时结果。

1. 颞骨 CT，纯音测听，ABR 气骨导阈值。
2. 心脏、肾脏 B 超。
3. 化验检查、心电图、胸片。

最后诊断：

初步诊断：

1. 耳廓再造术后(右)
2. 先天性外耳道闭锁(右)
3. 先天性中耳畸形(右)

张 ××

2016-07-05 　　　　　　　　**首次病程记录**

一、病例特点

1. 男性，16 岁，青少年，无手术禁忌证。
2. 主要表现：右耳先天性中外耳畸形，耳廓再造术后 1 年余，再造耳廓形态结构清楚、与左耳廓对称性好，但无耳甲腔、耳屏，外耳道闭锁，听力差。无其他多发畸形及并发症。
3. 查体：右再造耳廓形态好，耳轮、对耳轮、三角窝、舟状窝、耳垂结构清晰，大小、位置与对侧基本对称，但无耳甲腔、耳屏，外耳道闭锁，耳后可见切口瘢痕；耳周无红肿、疖肿、青春痘及其他皮疹，无耳前、后瘘管，无副耳；无面瘫。双侧乳突区无

红肿及压痛。音叉检查 C256:RT 左(+),右(−),WT 偏右。

4. 辅助检查:颞骨 CT 平扫(2015-02-05 我院):右侧外耳道骨性闭锁,中耳、乳突腔无病灶,听骨畸形。纯音测听(2015-02-10 我院):右耳传导性耳聋,气导阈值 0.25~4kHz 平均约 60dB。ABR 气导阈值右侧 75dB,左侧 30dB,骨导阈值双侧 25dB;心脏、肾脏 B 超(2015-02-11 我院)均未见异常。

二、拟诊讨论

根据病史、查体及辅助检查,诊断明确:1. 耳廓再造术后(右);2. 先天性外耳道闭锁(右);3. 先天性中耳畸形(右)。无需鉴别。

诊疗分析:患者为序列治疗的第Ⅲ期手术,右再造耳廓形态好,大小、位置与对侧基本对称,但无耳甲腔、耳屏,外耳道闭锁,听力差。所以仍需解决外观和听力两个问题。外观上需再造耳甲腔、外耳道;听力上,从气导阈值 0.5~4kHz 平均约 60dB,根据我们的经验镫骨可能有发育,但听骨畸形、听骨链活动不正常,需行听骨链重建手术,协同外耳道再造后改善的 11dB 左右,听阈值可能达 30~50dB 水平,但远期(半年至 5 年后)呈下降趋势,又恢复到术前水平,多数听力改善效果不理想。所以建议采用助听装置改善听力方案更好,可有直接佩戴的骨导助听器、软带 BAHA 或植入式的骨桥与 BAHA。因患者属平坦型听力曲线,需全频率改善听力,而振动声桥镫骨、圆窗植入主要改善高频听力,所以,不考虑振动声桥植入。如采用植入式的助听装置,可以考虑本次手术同期完成。再造耳道游离植皮取同侧颞部裂层头皮。

三、初步诊断

1. 耳廓再造术后(右);2. 先天性外耳道闭锁(右);3. 先天性中耳畸形(右)。

四、诊疗计划

(一)拟查项目

1. 同第 Ⅰ 期手术。

2. 颞骨 CT 平扫。

(二)治疗

择期行右外耳道、耳甲腔、耳屏再造 + 再造耳廓修整术,备听力重建手术。

张 ××

2016-07-06　　　　**李 × 主管医师查房记录**

患者未诉不适,查体无特殊变化。李 × 主管医师查房指示:诊断明确,有手术指征,本次住院为患者序列治疗的第Ⅲ期手术,完善各项术前检查,与患者及家属沟通制定听力解决方案,患者选择直接佩戴眼镜式骨导助听器,故择期行右外耳道、耳甲腔、耳屏再造与再造耳廓修整术。

张 ××

2016-07-07　　　　　　**术 前 小 结**

手术名称:全麻下耳甲腔、耳屏再造术(右),游离植皮、外耳道再造术(右),再造耳廓修整术(右),颞部游离取皮术(右)。

术中注意事项:1. 再造耳道口定位很重要,要根据发育状况定位,同时要与再造耳廓位置协调;2. 再造骨性外耳道时勿损伤面神经;3. 外耳道植皮覆盖要完全,不遗留骨质裸露区;4. 游离取皮时厚度控制好,勿损伤毛囊,防止产生秃发区。取皮区油纱覆盖、加压包扎,自愈即可;5. 术中严格无菌操作、彻底止血。

术后处理:1. 一级护理,半流饮食;2. 使用抗生素预防感染;3. 观察局部疼痛、敷料包扎情况;4. 不要咀嚼硬的食物,致外耳道内植皮愈合受影响。

手术可能发生的并发症及预防措施:1. 感染:术中严格无菌操作,术后应用抗生素预防感染;2. 血肿:术中止血彻底,一般无需应用止血药和颈部冰敷;3. 周围性面瘫:术中解剖结构清晰,可在面神经监测下进行外耳道再造手术;4. 耳道植皮坏死:植皮在骨面铺平、加压,利于存活。如发生坏死,需要术后换药或重新植皮。

张××

2016-07-07 术 前 讨 论

李×主管医师:患者此次入院手术是分期手术的第Ⅲ期,在全麻下行耳甲腔、耳屏再造术(右),游离植皮、外耳道再造术(右),再造耳廓修整术(右),颞部游离取皮术(右)。术中术后可能发生的情况向患者及家属交代清楚。

邹××主诊医师(主刀医师):根据病史、查体及辅助检查,诊断明确,无需鉴别。患者为序列治疗的第Ⅲ期手术,右再造耳廓形态好,大小、位置与对侧基本对称,但无耳甲腔、耳屏,外耳道闭锁,听力差。所以仍需解决外观和听力两个问题。

外观上需再造耳甲腔、耳屏及外耳道;听力上,气导阈值 0.5~4kHz 平均约 60dB,根据我们的经验镫骨可能有发育,但听骨畸形、听骨链活动不正常,需行听骨链重建手术,协同外耳道再造后可改善约 11dB 左右,术后听阈值可能达到 30~50dB 水平,但远期(半年至 5 年后)呈下降趋势,又恢复术前水平,多数听力改善效果不理想。所以建议选择助听装置改善听力,可直接佩戴骨导助听器和软带 BAHA,或植入式的骨桥与 BAHA。因患者属平坦型听力曲线,需全频率改善听力,而振动声桥镫骨、圆窗植入主要改善高频听力,所以,不考虑振动声桥植入。如采用植入式的助听装置,可以考虑本次手术同期完成。但考虑到患者家庭经济状况,建议选用眼镜式骨导助听器解决听力问题,效果好,相对便宜,且外观影响不大。再造外耳道游离植皮取同侧颞部裂层头皮,在同一个术野,操作方便;不损伤毛囊,头皮取皮后恢复好,不影响外观。

因不进行听力重建,所以不进行鼓室探查,因此外耳道再造主要解决外观问题,深度可以只达鼓窦外侧壁即可。术后要防止再造外耳道狭窄或闭锁,需要长时间定期换药。

张××

2016-07-08 术后病程记录

患者于 2016-07-08 在全麻下行耳甲腔、耳屏再造术(右),游离植皮、外耳道再造术(右),再造耳廓修整术(右),颞部游离取皮术(右)。耳甲腔、耳屏再造于残耳部取"W"型切口,两外侧三角皮瓣对接缝合再造耳屏,中间三角形皮瓣折叠植入再造耳道内。再造耳廓耳轮脚后上方局部修整术。术中再造外耳道直径约 1.2cm,深度只达鼓窦外侧壁,外侧与再造耳甲腔相连,右颞部游离取皮、分片拼接覆盖再造耳道皮肤缺损区,碘仿纱条加压填塞。术毕,检查无面瘫,病人清醒后安返病房。术后给予抗生素预防感染治疗。

张 ××

2016-07-×

术后第 1~3 天,1.患者主诉:有无疼痛、发热?　2.查体:(1)全身情况;(2)有无面瘫;(3)头部敷料:渗出和固定情况。3.更改医嘱:护理、预防感染根据情况调整。可用止血药和冰敷,一般术后 5 天,可拆除耳部敷料、保持颞部取皮区包扎敷料和耳道填塞,出院。

张 ××

第六篇

耳胚胎发育与基因研究

第一章

鸡耳胚胎发育及其与人耳结构的比较

一、研究鸡耳结构的意义

鸡耳与人耳结构相似、功能相同;且鸡胚易得、价廉、孵育周期短(约 21 天);此外,鸡是卵生,胚胎经实验处理后可继续生存并发育,因此鸡胚在胚胎移植方面具有独特优势,是耳胚胎发育研究的常用动物,了解、对比鸡耳与人耳结构具有重要意义。

二、鸡耳与人耳结构比较

鸡耳由内、中、外耳三部分组成,内耳包括 3 个半规管、前庭和耳蜗(图 6-1-1A);中耳有 1 块听骨、中耳腔、鼓膜、咽鼓管等结构;外耳仅有外耳道,无耳廓。所以鸡耳与人耳结构主要区别在于:①鸡中耳只有 1 块听骨,取名耳小柱,而人耳有 3 块听骨;②鸡耳无耳廓结构;③鸡耳蜗成直线型,而人耳蜗为螺旋型蜗状。但鸡耳与人耳具有相同的听觉和平衡感觉功能。

三、鸡中耳听骨结构

鸡中耳听骨仅有 1 块,为柱状,故名耳小柱(图 6-1-1B),比较胚胎学认为其相当于人耳的镫骨。耳小柱分两部分,内侧段(columella)有镫骨底板样结构,嵌于卵圆窗内,边缘为环行韧带包绕,与内耳外淋巴相毗邻,发育成熟后软骨钙化,成为骨性。外侧段(extra-columella)有 3 个突起,其命名较多,本文按其伸出方向,分别称为:①外侧突,指向外侧,为外侧段的主干,其外端与鼓膜相连接,连接方式与人耳锤骨柄与鼓膜连接相同;②前突,指向前方,较细长;③后突,指向后方,形态不规则。外侧段在鸡胚孵化后不钙化,始终保持为软骨态。在鸡胚孵育约 5~6 天后开始出现耳小柱,孵化后 74 天才能完全成熟。作者观察总结了耳小柱在发育过程中的形态改变参照标准。

四、鸡中耳听骨胚胎发育

1. 咽弓的形成 脊椎动物头部早期胚胎发育与两个相互联系的节段性结构形成有关—菱脑原节和咽弓系列的形成。鸡胚菱脑原节在 Hamburger-Homilton 11 期开始可以识别,来自神经盘外侧缘的神经嵴细胞在胚胎第 3 天(E3)开始向腹侧迁移,到达所要形成咽弓间充质的部位,参与各咽弓的形成。第一咽弓上颌突主要来自中脑神经嵴细胞,下颌突主要来

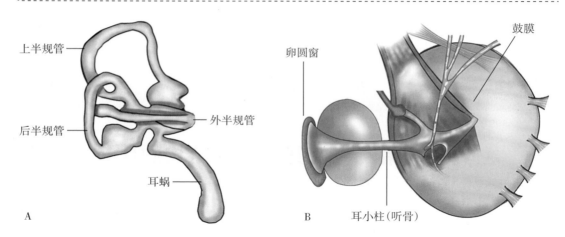

图 6-1-1 鸡内耳膜迷路（A）与中耳听骨（耳小柱，B）示意图

自菱脑第 1、2 原节（R_1R_2 区），第二咽弓间充质主要来自菱脑第 4 原节（R4 区）（图 1-4-1）。

2. 中耳听骨的发育：在第一、二咽弓所有软骨、骨、肌腱（包括上、下颌骨）都来源于中脑和菱脑前 4 个原节迁移的神经嵴细胞所形成的间充质。第一、二咽弓荧光示踪显示，耳小柱除底板部分来源于中胚层外，全部来自菱脑第 4 原节（R4 区）的神经嵴细胞，在第二咽弓的近心端形成耳小柱，而远心端发育成舌骨（图 1-4-1）。但对耳小柱的诱导和成形信号来自何方，以及耳小柱（中耳）与内耳的整合作用，目前不清楚。

五、人与鸡中耳听骨和下颌骨发育的比较胚胎学

鸡中耳听骨（耳小柱）在第二咽弓的近心端，起源于 R4 区的神经嵴细胞（底板部分来源于中胚层），相当于人耳的镫骨。下颌骨在第一咽弓下颌突，主要由 Meckel 软骨及其表面覆盖的几块小皮骨组成，Meckel 软骨起源于 R_1R_2 区的神经嵴细胞，其近心端骨化形成关节软骨（articular），从比较胚胎学看，相当于人耳的锤骨。方形软骨（quadrate）在第一咽弓上颌突，起源于中脑、R_1R_2 区的神经嵴细胞，相当于人耳的砧骨。总结其关系如表 6-1-1 所示。

表 6-1-1 人与鸡中耳听骨和下颌骨对应结构比较

对比项	人	鸡
听骨	镫骨	耳小柱
	砧骨	方形软骨
	锤骨	关节软骨
下颌软骨	Meckel 软骨（仅留小遗迹）	Meckel 软骨

鼠类的内、中、外耳结构与人耳亦非常相似。在小鼠，3 块听骨和内耳包囊原基在受孕后第 12 天出现，镫骨原基来自内耳包囊原基外侧的一团间充质细胞，附于面神经内侧。第 14 天锤、砧骨分化形成，镫骨底板呈双层，15 天时 3 块听骨已基本具备完整形态。

在豚鼠，锤骨、砧骨来自同一个软骨原基，然后再分化为锤骨和砧骨，所以锤砧关节仅为一缝隙，亦无关节囊形成，因此，实为一锤砧复合体。

第二章

部分耳胚胎发育研究结果展示

　　通过采用原位杂交、鸡胚 - 鹌鹑组织移植、整体标本中软骨染色技术应用等实验,我们成功模拟了外耳道(外耳)、下颌骨、上颌骨(图 6-2-1)、耳小柱(中耳)及半规管(内耳)(图 6-2-2)的畸形发生。耳小柱模拟畸形主要包括内外侧段形态改变和复制、内侧段与内耳发育同时被影响及形态发育障碍。

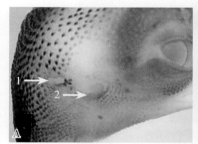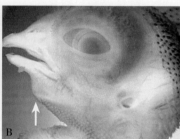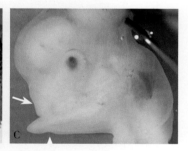

图 6-2-1　外耳道、下颌骨与上颌骨模拟畸形
A. 外耳道复制 1. 复制外耳道;2. 正常外耳道;B. 复制下颌骨(箭头示); C. 上颌骨畸形(箭头示)

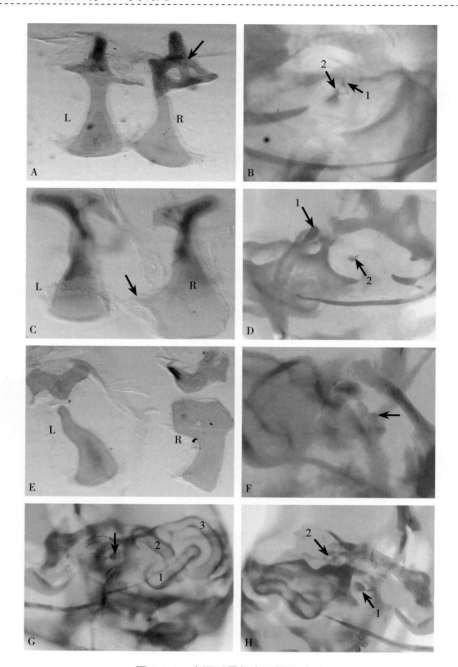

图 6-2-2　中耳听骨与内耳模拟畸形

A. 从整体标本中解剖出的耳小柱 L:左侧正常对照 R:右侧(实验侧)外侧段形态改变,箭头示;B. 耳小柱外侧段复制,1,2 两个外侧段,各有 3 个突起;C. L:左侧正常对照 R:右侧(实验侧)耳小柱内侧段形态改变,箭头示;D. 耳小柱内侧段复制;1. 在内耳包囊表面形成第二个耳小柱内侧段,反向;2. 右侧正常耳小柱;E. L:左侧正常对照,耳小柱内、外侧段分离,R:右侧(实验侧)内、外侧段均形态异常;F. 中耳腔内多个不成形软骨块,听骨发育障碍;G. 左侧正常对照,1、2、3 三个半规管和正常耳小柱(箭头);H. 右侧(实验侧),仅有一个半规管,中耳腔外复制耳小柱(箭头 2),正常耳小柱(箭头 1)

第三章

耳畸形致病基因研究

目前我们的临床基因工作分为：

1. 耳发育密切相关基因筛查　以作者在胚胎发育研究过程中发现的与中外耳发育密切相关基因作为候选基因，在临床相似表型患者中进行筛查。

2. 全外显子序列筛查　因技术的进步已经可以在平常的价格下完成全外显子序列筛查，期望能发现新的异常基因信息。

需强调的是：因中外耳与内耳发育时组织来源和部位不同，中外耳畸形多同时发生，而内耳畸形常单独发生，且控制其发育的基因完全不同，所以，我们在临床工作中如果要对中外耳畸形患者进行候选基因筛查时，一般不选择内耳畸形密切相关基因作为候选基因，理论上有阳性结果的概率低，反之亦然，除非是怀疑为中内耳整合基因异常。

参考文献

1. 黄选兆,汪吉宝.实用耳鼻咽喉科学.北京:人民卫生出版社.1998

2. 武汉医学院第一附属医院耳鼻喉科学教研组.耳鼻咽喉科学.北京:人民卫生出版社.1978

3. 姜泗长.手术学全集耳鼻咽喉科卷.北京:人民军医出版社.1994

4. 王炜.整形外科学.杭州:浙江科学技术出版社,1999

5. 柏树令.系统解剖学.第5版.北京:人民卫生出版社,2001

6. William JL. Human Embryology. 3rd ed. Philadelphia, Pennsylvania:Churchill Livingstone. 2001

7. Zou YH, Zhuang HX, Wang SJ, et al. Satisfactory surgical option for congenital microtia with defects of external auditory meatus(EAM)and middle ear. Acta Otolaryngol. 2007 Jul, 127(7):705-710

8. Yang SM, Zou YH, Li JN, et al. Vibrant Soundbridge implantation via the third window in two Chinese patients with severe bilateral congenital aural atresia. Acta Otolaryngol. 2014, 134(1):1-6

9. Zou Y, Mak SS, Liu HZ, et al. Induction of the chick columella and its integration with the inner ear. Dev Dyn. 2012 Jun, 241(6):1104-1110

10. Yihui Zou, Jianan Li, Dongyi Han, et al. Application of Vibrant Soundbridge(VSB)in patients with congenital deformation of middle and outer ears. Chinese Journal of Otology.2012, 10(1):1-5

11. 邹艺辉.先天性中外耳畸形.中华耳科学杂志,2014,12(4):531-536

12. 邹艺辉.培养医生"序列治疗"理念对先天性中外耳畸形患者的重要意义.中华耳科学杂志,2017,15(2):263-266

13. 邹艺辉.耳的胚胎发育.中华耳科学杂志,2014,12(4):537-539

14. 王青森,汤丽川,邹艺辉.先天性中外耳畸形临床流行病学研究.中华耳科学杂志,2018,(2):26-29

15. 王青森,张淼,邹艺辉.先天性外中耳畸形患者纯音听力特点分析.中华耳科学杂志,2018,(2):12-15

16. 邹艺辉,王青森,汤丽川.纯音听阈法与Jahrsdoerfer评分法对先天性中外耳畸形评估作用的比较.中华耳科学杂志,2018,(2):1-4

17. 汤丽川,王青森,张锴,等.强脉冲光在皮肤扩张法耳廓再造术前的脱发效果观察.中华耳科学杂志,2018,(2):30-32

18. 邹艺辉.耳后皮肤扩张器置入及常见并发症处理.中华耳科学杂志,2014,12(4):540-542

19. 邹艺辉,汪绪武,廖劲松.先天性小耳畸形皮肤扩张法耳廓再造术及其效果评价.中华耳科学杂志,2014,12(4):543-545

20. 邹艺辉,杨仕明,韩东一,等.防止再造外耳道再闭锁与狭窄的新策略和方法.中华耳科学杂志,2014,12(4):546-549

21. 邹艺辉,杨仕明,戴朴,等.先天性中外耳畸形外耳道再造与鼓室成形术.中华耳科学杂志,2014,12(4):

550-551

22. 邹艺辉,王淑杰,薛峰,等.先天性小耳畸形合并外耳道、中耳畸形手术方案的选择.解放军医学杂志, 2006,31(4):309-311

23. 邹艺辉,王青森,汤丽川.伴感染的先天性中外耳畸形手术切口设计.中华耳科学杂志,2018,16(1):9-11

24. 邹艺辉,王淑杰,薛峰,等.皮瓣展平法在耳廓再造时扩张皮瓣感染中的应用.解放军医学杂志,2006, 31(12):1187-1188

25. 邹艺辉,王青森,汤丽川.骨导助听器在先天性中外耳畸形患者的应用.中华耳科学杂志,2018,16(1): 23-25

26. 杨仕明,邹艺辉.骨锚式助听器(BAHA)临床应用展望.听力学及言语疾病杂志.2011,19(5):391-393

27. 杨仕明,邹艺辉.BAHA 植入手术的规范技术.中国医学文摘(耳鼻咽喉科学),2012,2:70-74

28. 邹艺辉,杨仕明.带 BAHA 在先天性中外耳畸形患者的应用.中华耳科学杂志,2012,10(1):23-26

29. 邹艺辉,焦青山,杨仕明.植入式 BAHA 临床应用初步报告.中华耳科学杂志,2012,10(3):275-278

30. 邹艺辉,焦青山,杨仕明.软带 BAHA 与植入式 BAHA 在先天性中外耳畸形患者的效果比较.中华耳 科学杂志,2018,16(1):19-22

31. 邹艺辉,李佳楠,戴朴,等.振动声桥在先天性中外耳畸形患者的应用.中华耳科学杂志,2012,10(1):1-5

32. 杨仕明,邹艺辉,李佳楠.振动声桥临床应用的适应证探讨.中国医学文摘:耳鼻咽喉科学.2011,26(1): 11-13

33. 邹艺辉,焦青山,杨仕明.振动声桥与软带 BAHA 在双侧中外耳畸形患者的效果比较.中华耳科学杂志, 2014,12(4):552-554

34. 邹艺辉,王青森,焦青山,等.骨桥应用效果分析.中华耳科学杂志,2018,16(1):16-18

35. 邹艺辉,王青森,汤丽川,等.四种助听装置对双侧先天性中外耳畸形患者效果的比较.中华耳科学杂 志,2018,16(1):5-8

36. 邹艺辉,汤丽川,张锐,等.在体鸡胚听骨染色与解剖形态演变.中华耳科学杂志,2014,12(4):559-560

37. 邹艺辉,汤丽川,韩东一,等.鸡胚中耳听骨的发育及其与内耳的整合.中华耳科学杂志,2014,12(4): 561-562

38. 邹艺辉,刘会占,张悦,等.活体鸡胚操作时背景染料的选择与应用.中华耳科学杂志,2014,12(4): 555-556

39. 汤丽川,邹艺辉.整体鸡胚原位杂交体系的建立与优化.中华耳科学杂志,2014,12(4):557-558

40. 汤丽川,张锐,邹艺辉.鸡胚 Bmp4 和 Cath1 原位杂交 RNA 探针的制备.中华耳科学杂志,2014,12(3): 527-529

41. 熊尚斌,叶真,刘新秀,等.正常胎儿耳廓三维超声显像.中国医学影像技术,2016,32(4):573-577

42. 戚可名,博洁.国人耳廓发育调查:兼论外耳再造的年龄选择.中华整形烧伤外科杂志,1990,6(2): 136-137

43. 殷之平,李国良.CT 测量成人正常耳廓相关夹角的研究.中华医学美容杂志,2001,7(1):25-26

44. 陈佳鹏,张蕾,陈功,等.中国 1993-1998 年出生缺陷监测能力分析.中华流行病学杂志,2006,27(5): 392-395

45. 朱军,王艳萍,梁娟,等.1988-1992 年全国先天性无耳和小耳畸形发病率的抽样调查.中华耳鼻咽喉科 杂志,2000,35:62-65

46. 张晔.先天性小耳畸形的发病特征及候选基因检测研究.北京:中国医学科学院,2007

47. 杜佳梅,庄洪兴,蒋海越,等.先天性小耳畸形患者及其家属心理状况调查研究.中华整形外科杂志,2005,21(3):218

48. 庄洪兴,蒋海越,潘博,等.先天性小耳畸形的皮肤软组织扩张器法外耳再造术.中华整形外科杂志,2006,22(4):286-289

49. 庄洪兴.先天性小耳畸形的治疗.中华烧伤杂志,1988,4(1):17-19

50. 潘博,蒋海越,庄洪兴,等.皮肤定量扩张法在耳廓再造中的应用及并发症的处理.中华整形外科杂志,2009,25(4):254-257

51. 林子豪,吴建明,赵耀中,等.多孔高密度聚乙烯支架耳廓再造术.中华美学美容杂志,2003,9(1):12-14

52. 朱静静,石润杰,江晨艳,等.先天性小耳畸形多孔高密度聚乙烯支架Ⅰ期耳廓再造.中国耳鼻咽喉头颈外科,2014,05:241-244

53. 韩东一,杨伟炎,王大君,等.先天性外耳道闭锁.中华耳鼻咽喉科杂志,1999,34(2):89-91

54. 袁虎,杨红莲,王秋菊,等.先天性中耳畸形的临床听力学研究.人民军医,2007,50(9):541-542

55. 冷同嘉.先天性外耳道狭窄合并胆脂瘤.中华耳鼻咽喉科杂志,1995,30(3):187-188

56. 张天宇,李辰龙,符窈窈,等.先天性外耳道狭窄与闭锁——远期疗效影响因素与手术策略.中华耳科学杂志,2012,10(01):15-18

57. 赵守琴,戴海江,韩德民,等.先天性外中耳畸形耳廓再造与听力重建手术的远期疗效观察.中华耳鼻咽喉头颈外科杂志,2005,40(5):327-330

58. 戴海江,赵守琴,郑雅丽,等.鼓窦径路手术治疗先天性外耳道闭锁中耳畸形——附89例临床分析耳鼻咽喉头颈外科,2001,8(1):3-5

59. Lumsden A,Sprawson N,Graham A. Segmental origin and migration of neural crest cells in the hindbrain region of the chick embryo. De velopment. 1991 Dec,113(4):1281-1291

60. Kontges G,Lumsden A.Rhombencephalic neural crest segmentation is preserved throughout craniofacial ontogeny. Development. 1996 Oct,122(10):3229-3242

61. Couly G,Creuzet S,Bennaceur S,et al. Interactions between Hox-negative cephalic neural crest cells and the foregut endoderm in patterning the facial skeleton in the vertebrate head. Development. 2002 Feb,129(4):1061-1073

62. Ruhin B,Creuzet S,Vincent C,et al.Patterning of the hyoid cartilage depends upon signals arising from the ventral foregut endoderm. Development Dynamics. 2003 Oct,228(2):239-246

63. Hall JW 3rd. Development of the ear and hearing. J Perinatol. 2000 Dec,20(8 Pt 2):S12-20

64. Granstrom G,Jacobsson C. First and second branchial arch syndrome:aspects on the embryogenesis, elucidations,and rehabilitation using the osseointegration concept. Clin Implant Dent Relat Res. 1999,1(2):59-69

65. Wright CG. Development of the human external ear. J Am Acad Audiol. 1997 Dec,8(6):379-382

66. NishimuraY,Kumoi T. The embryologic development of the human external auditory meatus. Preliminary report Acta Otolaryngol. 1992,112(3):496-503

67. Lannigan FJ,O Higgins P,McPhie P .Remodelling of the normal incus. Clin Otolaryngol Allied Sci. 1993 Jun,18(3):155-160

68. Graham MD,Perkins R. A scanning electron microscopic study of the normal human stapes. Ann Otol Rhinol

Laryngol Suppl. 1979 Nov-Dec, 88 (6 Pt 5 Suppl 64): 2-14

69. Hartwein JH, Rauchfuss A. The development of the ossicular ligaments in the human middle ear. Arch Otorhinolaryngol. 1987, 244 (1): 23-25

70. Huttenbrink KB. The functional significance of the suspending ligaments of the ear ossicle chain. Laryngorhinootologie. 1989 Mar, 68 (3): 146-151

71. Huttenbrink KB. The mechanics and function of the middle ear. Part 1: The ossicular chain and middle ear muscles Laryngorhinootologie. 1992 Nov, 71 (11): 545-551

72. Yokoyama T, Iino Y, Kakizaki K, et al. Human temporal bone study on the postnatal ossification process of auditory ossicles. Laryngoscope. 1999 Jun, 109 (6): 927-930

73. Rodriguez-Vazquez JF. Development of the stapes and associated structures in human embryos. J Anat. 2005 Aug, 207 (2): 165-173

74. Masuda Y, Saito R, Endo Y, et al. Histological development of stapes footplate in human embryos Acta Med Okayama. 1978 Jun, 32 (2): 109-117

75. Louryan S. Development of the auditory ossicles in the human embryo: correlations with data obtained in mice Bull Assoc Anat (Nancy). 1993 Mar, 77 (236): 29-32

76. Masuda Y, Honjo H, Naito M, et al. Normal development of the middle ear in the mouse: a light microscopic study of serial sections Acta Med Okayama. 1986 Aug, 40 (4): 201-207

77. Masuda Y, Honjo H, Naito M, et al. Bilaminar structure of the developing stapedial footplate in the mouse--a histological study using a light microscope. Auris Nasus Larynx. 1987, 14 (1): 1-7

78. Whyte JR, Gonzalez L, Cisneros AI, et al. Fetal development of the human tympanic ossicular chain articulations. Cells Tissues Organs. 2002, 171 (4): 241-249

79. Amin S, Tucker AS. Joint formation in the middle ear: Lessons from the mouse and guinea pig. Dev Dyn. 2006 May, 235 (5): 1326-1333

80. Whyte J, Cisneros A, Yus C, et al. Contribution to the development of the stapedius muscle structure in human fetuses Anat Histol Embryol. 2001 Jun, 30 (3): 175-178

81. Olszewski J, Antoszewska M. Development of the stapedius muscle in human fetuses. Folia Morphol (Warsz). 1987, 46 (1-2): 25-29

82. Rood SR, Doyle WJ. Morphology of tensor veli palatini, tensor tympani, and dilatator tubae muscles. Ann Otol Rhinol Laryngol. 1978 Mar-Apr, 87 (2 Pt 1): 202-210

83. Jaskoll TF, Maderson PF. A histological study of the development of the avian middle ear and tympanum. Anat Rec. 1978 Feb, 190 (2): 177-199

84. Piza J, Northrop C, Eavey RD. Embryonic middle ear mesenchyme disappears by redistribution. Laryngoscope. 1998 Sep; 108 (9): 1378-1381

85. Marovitz WF, Porubsky ES. The embryological development of the middle ear space--a new concept Ann Otol Rhinol Laryngol. 1971 Jun, 80 (3): 384-389

86. Lim DJ. Structure and function of the tympanic membrane: a review. Acta Otorhinolaryngol Belg. 1995, 49 (2): 101-115

87. Bontemps C, Cannistra C, Hannecke V, et al. The first appearance of Meckel's cartilage in the fetus Bull Group Int Rech Sci Stomatol Odontol. 2001 Sep-Dec, 43 (3): 94-99

88. Rodriguez-Vazquez JF, Merida-Velasco JR, Verdugo-Lopez S, et al. Morphogenesis of the second pharyngeal arch cartilage (Reichert's cartilage) in human embryos J Anat. 2006 Feb, 208 (2): 179-189

89. Orliaguet T, Dechelotte P, Scheye T, et al. The relationship between Meckel's cartilage and the development of the human fetal mandible. Surg Radiol Anat. 1993, 15 (2): 113-118

90. Lorentowicz-Zagalak M, Przystanska A, Wozniak W. The development of Meckel's cartilage in staged human embryos during the 5th week. 1: Folia Morphol (Warsz). 2005 Feb, 64 (1): 23-28

91. Diewert VM. Growth movements during prenatal development of human facial morphology. Prog Clin Biol Res. 1985, 187: 57-66

92. Bennun RD, Mulliken JB, Kaban LB, et al. Microtia: a microform of hemifacial microsomia. Plast Reconstr Surg. 1985 Dec, 76 (6): 859-865

93. Kil SH, Collazo A. A review of inner ear fate maps and cell lineage studies. J Neurobiol. 2002 Nov 5, 53 (2): 129-142

94. Torres M, Giraldez F. The development of the vertebrate inner ear. Mech Dev. 1998 Feb, 71 (1-2): 5-21

95. Bissonnette JP, Fekete DM. Standard atlas of the gross anatomy of the developing inner ear of the chicken. J Comp Neurol. 1996 May 13, 368 (4): 620-630

96. Ladher, Raj K, Anakwe KU, et al. Identification of synergistic signals initiating inner ear development. Science 2000, 290 (5498): 1965-1967

97. Bent LR, McFadyen BJ, Inglis JT. Vestibular contributions during human locomotor tasks. Exerc Sport Sci Rev. 2005 Jul, 33 (3): 107-113

98. Tatsuo M, Eiko H. Family lateral semicircular canal malformation with external and middle ear abnormalities. American Journal of Medical Genetics 2003, 116A: 360-367

99. Mallo M, Gridley T. Development of the mammalian ear: coordinate regulation of formation of the tympanic ring and the external acoustic meatus. Development. 1996 Jan, 122 (1): 173-179

100. Mallo M, Schrewe H, Martin JF, et al. Assembling a functional tympanic membrane: signals from the external acoustic meatus coordinate development of the malleal manubrium. Development. 2000 Oct, 127 (19): 4127-4136

101. Luquetti DV, Heike CL, Hing AV, et al. Microtia: epidemiology and genetics. Am J Med Genet A. 2012 Jan; 158A (1): 124-139

102. Okajima H, Takeichi Y, Umeda K, et al. Clinical analysis of 592 patients with microtia. Acta Otolaryngol (Stockh) 1996, Suppl 525: 18-24

103. Kountakis SE, Helidonis E, Jahrsdoerfer RA. Microtia grade as an indicator of middle ear development in aural atresia. Arch Otolaryngol Head Neck Surg. 1995 Aug, 121 (8): 885-886

104. Luquetti DV, Leoncini E, Mastroiacovo P. Microtia-anotia: a global review of prevalence rates. Birth Defects Res A Clin Mol Teratol. 2011 Sep, 91 (9): 813-822

105. Paulozzi LJ, Lary JM. Laterality patterns in infants with external birth defects. Teratology. 1999, 60 (5): 265-271

106. Castilla EE, Lopez-Camelo JS, Campana H. Altitude as a risk factor for congenital anomalies. Am-J-Med-Genet. 1999, Sep, 3, 86 (1): 9-14

107. Zhang Q, Zhang J, Yin W. Pedigree and genetic study of a bilateral congenital microtia family. Plast Reconstr Surg. 2010 Mar, 125 (3): 979-987

108. Chafai Elalaoui S, Cherkaoui Jaouad I, Rifai L, et al. Autosomal dominant microtia.Eur J Med Genet. 2010 Mar-Apr, 53(2):100-103

109. Brown KK1, Viana LM, Helwig CC, et al. HOXA2 haploinsufficiency in dominant bilateral microtia and hearing loss.Hum Mutat. 2013 Oct, 34(10):1347-1351

110. Hao S, Jin L, Li C, et al. Mutational analysis of GSC, HOXA2 and PRKRA in 106 Chinese patients with microtia. Int J Pediatr Otorhinolaryngol. 2017 Feb, 93:78-82

111. Balci S, Boduroglu K, Kaya S.Familial microtia in four generations with variable expressivity and incomplete penetrance in association with type I syndactyly. The Turkish Journal of Pediatrics. 2001, 43:362-365

112. Orstavik KH, Medbo S, Mair IW. Right-sided microtia and conductive hearing loss with variable expressivity in three generations. Clin Genet 1990, 38:117-120

113. Czarnechi P, Lacombe D, Weiss L.Toriello-Carey syndrome: evidence for X-linked inheritance. Am J Med Genet 1996, 65(4):291-294

114. Van Gijn DR, Tucker AS, Cobourne MT. Craniofacial development: current concepts in the molecular basis of Treacher Collins syndrome.Br J Oral Maxillofac Surg. 2013 Jul, 51(5):384-388

115. Holzmuller M .BOR Syndrome A displasia syndrome with branchial abnormalities, deafness and kidney disease. HNO. 2000, 48(11):839-842

116. Bhalla V, Roy S, Inam AS. Familial transmission of preauricular fistula in a seven generation Indian pedigree. Hum Genet. 1979 10, 48(3):339-341

117. Veltman JA. Definition of a critical region on chromosome 18 for congenital aural atresia by array CGH. Am-J-Hum-Genet. 2003 Jun, 72(6):1578-1584

118. Cremers CW. Meatal atresia and hearing loss. Autosomal dominant and autosomal recessive inheritance. J Pediatr Otorhinolaryngol. 1985, 8(3):211-213

119. Salerno A, Kohlhase J, Kaplan BS. Townes-Brocks syndrome and renal dysplasia: a novel mutation in the SALL1 gene. Pediatr Nephrol. 2000 Jan, 14(1):25-28

120. Van Bennekom CM, Mitchell AA, Moore CA, et al.National Birth Defects Prevention Study. Vasoactive exposures during pregnancy and risk of microtia.Birth Defects Res A Clin Mol Teratol. 2013 Jan, 97(1):53-59

121. Garne E, Loane M, Dolk H, et al.Spectrum of congenital anomalies in pregnancies with pregestational diabetes. Birth Defects Res A Clin Mol Teratol. 2012 Mar, 94(3):134-140

122. Ogino Y, Sakai N. congenital anomaly of the auricle. The World of Obstetrics and Gynecology 1979, 31:11-22

123. Gill NW.Congenital atresia of the ear. J Laryngol Otol.1971 Dec, 85(12):1251-1254

124. Jahrsdoerfer RA, Yeakley JW, Aguilar EA, et al. Grading system for the selection of patients with congenital aural atresia. The American journal of otology, 1992, 13(1):6-12

125. Zhou G, Jiang H, Yin Z, et al. In Vitro Regeneration of Patient-specific Ear-shaped Cartilage and Its First Clinical Application for Auricular Reconstruction. EBioMedicine. 2018 Feb, 28:287-302

126. Baluch N, Nagata S, Park C, et al. Auricular reconstruction for microtia: A review of available methods. Plast Surg(Oakv).2014 Spring, 22(1):39-43

127. Zita M, Jessop, Muhammad Javed, et al.Combining regenerative medicine strategies to provide durable reconstructive options: auricular cartilage tissue engineering.Stem Cell Res Ther. 2016, 7:19

128. Erh-Hsuin Lim, Jose Paulo Sardinha, Simon Myers. Nanotechnology Biomimetic Cartilage Regenerative

Scaffolds.Arch Plast Surg. 2014,3,41(3):231-240

129. Cao Y,Vacanti JP,Paige KT,et al.Transplantation of chondrocytes utilizing a polymer-cell construct to produce tissue-engineered cartilage in the shape of a human ear. Plast Reconstr Surg. 1997,100:297-302

130. Tanzer RC.Total reconstruction of the auricle:a 10-year report. Plast Reconstr Surg.1967 Dec,40(6):547-550

131. Brent B.Auricular repair with autogenous rib cartilage grafts:two decades of experience with 600 cases.Plast Reconstr Surg.1992 Sep,90(3):355-374; discussion 375-376

132. Nagata S. A new method of total reconstruction of the auricle for microtia. Plast Reconstr Surg. 1993,Aug,92(2):187-201

133. Zhang GL,Zhang JM,Liang WQ,et al.Implant double tissue expanders superposingly in mastoid region for total ear reconstruction without skin grafts. Int J Pediatr Otorhinolaryngol. 2012 Oct,76(10):1515-1519

134. Chen Z,Zhang W,Huang J,et al.Exceedingly expanded retroauricular flaps for microtia reconstruction.J Plast Reconstr Aesthet Surg.2011 Nov,64(11):1448-1453

135. Dashan Y,Haiyue J,Qinghua Y,et al.Technical innovations in ear reconstruction using a skin expander with autogenous cartilage grafts. J Plast Reconstr Aesthet Surg. 2008,61 Suppl 1:S59-S69

136. Jinguang Z,Leren H,Hongxing Z.Prevention and treatment of rupture and infection in expanded flaps during auricular reconstruction.J Craniofac Surg. 2010 Sep,21(5):1622-1625

137. El-Begermy MA,Mansour OI,El-Makhzangy AM,et al.Congenital auditory meatal atresia:a numerical review. Eur Arch Otorhinolaryngol,2009 Apr,266(4):501-506

138. Memari F,Mirsalehi M,Jalali A.Congenital aural atresia surgery:transmastoid approach,complications and outcomes. Eur Arch Otorhinolaryngol,2012 May,269(5):1437-1444

139. Narushima M,Yamasoba T,Iida T,et al. Supermicrosurgical reconstruction for congenital aural atresia using a pure skin perfrator flap:concept and long-term results. Plast Reconstr Surg. 2013 Jun,131(6):1359-1366

140. Dumper J,Hodgetts B,Liu R,et al. Indications for bone-anchored hearing AIDS:a functional outcomes study. J Otolaryngol Head Neck Surg.2009 Feb,38(1):96-105

141. McLarnon CM,Davison T,Johnson IJ.Bone-anchored hearing aid:comparison of benefit by patient subgroups. Laryngoscope. 2004 May,114(5):942-944

142. Verhaegen VJ,Mulder JJ,Mylanus EA,et al. Profound mixed hearing loss:bone-anchored hearing aid system or cochlear implant?Ann Otol Rhinol Laryngol. 2009 Oct,118(10):693-697

143. Van der Pouw KT,Snik AF,Cremers CW. Audiometric results of bilateral bone-anchored hearing aid application in patients with bilateral congenital aural atresia.Laryngoscope. 1998 Apr,108(4 Pt 1):548-553

144. Clemente F,Costa M,Monini S,et al. Monitoring of fixture osteointegration after BAHA® implantation.Audiol Neurootol. 2011,16(3):158-163

145. Dun CA,De Wolf MJ,Hol MK,et al. Stability,survival,and tolerability of a novel baha implant system:six-month data from a multicenter clinical investigation.Otol Neurotol. 2011 Aug,32(6):1001-1007

146. Hobson JC,Roper AJ,Andrew R,et al. Complications of bone-anchored hearing aid implantation. J Laryngol Otol. 2010,124(2):132-136

147. Bance M,Abel SM,Papsin BC,et al.A comparison of the audiometric performance of bone anchored hearing aids and air conduction hearing aids.Otol Neurotol. 2002 Nov,23(6):912-919

148. Verhagen CV,Hol MK,Coppens-Schellekens W,et al. The Baha Softband. A new treatment for young children

with bilateral congenital aural atresia. Int J Pediatr Otorhinolaryngol.2008,72(10):1455-1459

149. D Eredità R,Caroncini M,Saetti R. The New Baha Implant:A Prospective Osseointegration Study. Otolaryngol Head Neck Surg. 2012,146(6):979. Epub 2012 Feb 17

150. Wagner F,Todt I,Wagner J,et al. A.Indications and candidacy for active middle ear implants.Adv Otorhinolaryngol. 2010,69:20-26

151. Mandalà M,Colletti L,Colletti V. Treatment of the atretic ear with round window vibrant soundbridge implantation in infants and children:electrocochleography and audiologic outcomes.Otol Neurotol.2011 Oct,32(8):1250-1255

152. Colletti L,Carner M,Mandalà M,et al. The floating mass transducer for external auditory canal and middle ear malformations.Otol Neurotol. 2011 Jan,32(1):108-115

153. Cuda D,Murri A,Tinelli N.Piezoelectric round window osteoplasty for Vibrant Soundbridge implant.Otol Neurotol. 2009 Sep,30(6):782-786

154. Frenzel H,Hanke F,Beltrame M,et al. Application of the Vibrant Soundbridge in bilateral congenital atresia in toddlers.Acta Otolaryngol.2010 Aug,130(8):966-970

155. Evans AK,Kazahaya K. Canal atresia:"surgery or implantable hearing devices? The expert's question is revisited".Int J Pediatr Otorhinolaryngol. 2007 Mar,71(3):367-374

156. Schraven SP1,Rak K2,Cebulla M2,et al. Surgical Impact of Coupling an Active Middle Ear Implant to Short Incus Process.Otol Neurotol.2018 Jul,39(6):688-692

157. Wollenberg B,Beltrame M,Schönweiler R,et al. Integration of the active middle ear implant Vibrant Soundbridge in total auricular reconstruction] HNO. 2007 May,55(5):349-356

158. Pok SM,Schlögel M,Böheim K. Clinical experience with the active middle ear implant Vibrant Soundbridge in sensorineural hearing loss.Adv Otorhinolaryngol 2010,69:51-58

159. Shimizu Y,Puria S,Goode RL. The floating mass transducer on the round window versus attachment to an ossicular replacement prosthesis.Otol Neurotol. 2011 Jan,32(1):98-103

160. Todt I,Seidl RO,Gross M,et al.Comparison of different vibrant soundbridge audioprocessors with conventional hearing AIDS.Otol Neurotol.2002 Sep,23(5):669-673

161. Truy E,Philibert B,Vesson JF,et al. Vibrant soundbridge versus conventional hearing aid in sensorineural high-frequency hearing loss:a prospective study.Otol Neurotol. 2008 Aug,29(5):684-687

162. Frenzel H,Hanke F,Beltrame M,et al. Application of the Vibrant Soundbridge to unilateral osseous atresia cases.Laryngoscope. 2009 Jan,119(1):67-74

163. Pau HW,Just T. Third window vibroplasty:an alternative in surgical treatment of tympanosclerotic obliteration of the oval and round window niche.Otol Neurotol. 2010 Feb,31(2):225-227

164. Lupo JE,Koka K,Jenkins HA,et al. Third-window vibroplasty with an active middle ear implant:assessment of physiologic responses in a model of stapes fixation in Chinchilla lanigera. Otol Neurotol. 2012 Apr,33(3):425-431

165. Bravo-Torres S,Der-Mussa C,Fuentes-López E.Active transcutaneous bone conduction implant:audiological results in paediatric patients with bilateral microtia associated with external auditory canal atresia. Int J Audiol. 2018 Jan,57(1):53-60

166. Saunders JC.Auditory structure and function in the bird middle ear:an evaluation by SEM and capacitive

probe. Hear Res. 1985 Jun,18(3):253-268

167. Von Bartheld CS. Functional morphology of the paratympanic organ in the middle ear of birds. Brain Behav Evol. 1994,44(2):61-73

168. Roberts DS,Miller SA. Apoptosis in cavitation of middle ear space. Anat Rec. 1998 Jul,251(3):286-289

169. Peusner KD. Development of the gravity sensing system. J Neurosci Res. 2001 Jan 15,63(2):103-108

170. Cohen YE,Hernandez HN,Saunders JC.Middle-ear development：Ⅱ. Morphometric changes in the conducting apparatus of the chick. J Morphol. 1992 Jun,212(3):257-267

171. Francis-West P,Ladher R,Barlow A,et al. Signalling interactions during facial development. Mech Dev. 1998 Jul,75(1-2):3-28

172. Cohen GM,Hersing W. Development of the chick's auditory ossicle,the columella. Physiologist. 1993 Feb,36(1 Suppl):S75-76

173. Hamburger V,Hamilton HL. A seriea of normal stages in the development of the chick embryo. J Morphol 1951,88:49-92

174. Hunt P,Clarke JD,Buxton P,et al. Segmentation,crest prespecification and the control of facial form. Eur J Oral Sci. 1998 Jan,106 Suppl 1:12-18